DU
DRAINAGE DE L'ŒIL

AU POINT DE VUE

DE LA PHYSIOLOGIE

ET

DE LA THÉRAPEUTIQUE OCULAIRES

PAR

P. GRIZOU,

Docteur en médecine de la Faculté de Paris,
Lauréat de l'Ecole de médecine
Et ex-interne des hôpitaux de Reims,
Externe des hôpitaux de Paris,
Ancien aide d'ophthalmologie.

PARIS

V. A. DELAHAYE ET Cᵉ, LIBRAIRES ÉDITEURS,
PLACE DE L'ÉCOLE-DE-MÉDECINE.

1377

DU
DRAINAGE DE L'ŒIL

AU POINT DE VUE

DE LA PHYSIOLOGIE

ET

DE LA THÉRAPEUTIQUE OCULAIRES

PAR

P. GRIZOU,

Docteur en médecine de la Faculté de Paris.
Lauréat de l'Ecole de médecine,
Et ex-interne des hôpitaux de Reims,
Externe des hôpitaux de Paris,
Ancien aide d'ophthalmologie.

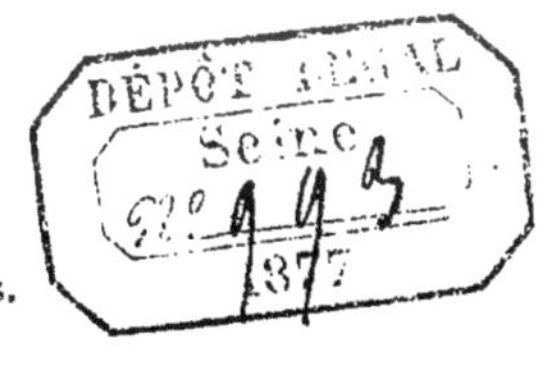

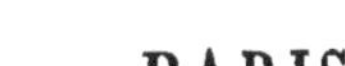

PARIS
V. A. DELAHAYE ET Cⁱᵉ, LIBRAIRES ÉDITEURS,
PLACE DE L'ÉCOLE-DE-MÉDECINE.

1877

A M. LE BARON LOUIS DE WECKER

Professeur libre d'ophthalmologie.

DU

DRAINAGE DE L'ŒIL

AU POINT DE VUE

DE LA PHYSIOLOGIE

ET

DE LA THÉRAPEUTIQUE OCULAIRES

INTRODUCTION.

Depuis qu'Helmoltz, par la découverte de l'ophthalmoscope, est venu déchirer le voile impénétrable
qui dérobait le fond de l'œil à l'observation, l'oculis-
tique a cheminé à grand pas dans la voie du progrès.
Un certain nombre d'affections, qui jusqu'alors
étaient peu ou point connues, ont pu être étudiées
avec fruit, et leur traitement, basé sur des notions
plus précises, est devenu plus rationnel et plus
efficace.

Avant qu'on ne possédât ce mode précieux d'investigation, les maladies profondes du globe oculaire étaient désignées sous le nom vague d'amblyopie et d'amaurose. L'iris semblait se poser comme une barrière infranchissable, au-delà de laquelle le regard ne pouvait pénétrer. Aussi de Walther écrivait-il, dans un moment d'humeur : « L'amaurose est une affection dans laquelle le médecin ne voit pas plus clair que le malade. » Cette boutade scientifique n'aurait plus de raison d'être aujourd'hui, car les maladies profondes du globe oculaire sont, de nos jours, assez bien classées et définies, et s'il en est quelqu'une, dont la physiologie soit encore obscure, et la thérapeutique inefficace, on ne peut s'empêcher de reconnaître que les ophthalmologistes mettent tout en œuvre pour élucider leur pathogénie, et pour perfectionner leur traitement.

Dans ces derniers temps on a appliqué aux affections oculaires l'opération du drainage. Chassaignac, par une heureuse initiative, en avait doté la chirurgie générale. La chirurgie oculaire a voulu se l'adjoindre à son tour. Ce sera à l'avenir de démontrer si le drainage a une efficacité réelle dans le traitement du décollement de la rétine, des affections hydrophthalmiques en général, et du glaucome en particulier. S'il fallait s'en rapporter uniquement aux faits observés, le succès serait incontestable, et les résultats obtenus laisseraient loin derrière eux, ceux qu'on avait demandés aux anciens traitements. Ceci s'applique surtout au décollement de la rétine, dont la thérapeutique, si pauvre en moyens d'action, donnait si peu de résultat, et non au glaucome, qui, grâce au génie de de Graefe, a trouvé dans l'iridectomie un mode puissant de traitement.

Ce n'est qu'en observant les faits, compris dans une période de plusieurs années, qu'on pourra être fixé sur la valeur thérapeutique du drainage. Mais ce qui paraît dès aujourd'hui certain, c'est qu'il peut nous fournir des renseignements précieux, sur plusieurs points encore obscurs de la physiologie oculaire, et, en particulier, sur le mode d'action de l'iridectomie, pratiquée comme traitement des affections glaucomateuses. Il pourra peut-être éclairer la pathogénie du glaucome, et permettre d'établir que, dans bon nombre de cas, cette affection n'est pas due à une hypersécrétion de liquide dans l'intérieur de l'œil, mais qu'elle dépend manifestement de ce que la filtration des liquides intra-oculaires, normalement sécrétés, se trouve supprimée ou considérablement entravée.

Il y a donc, dans la question du drainage, deux côtés bien différents, qui présentent l'un et l'autre beaucoup d'intérêt et s'enchaînent mutuellement, le côté physiologique et le côté thérapeutique. Etudiée à ce double point de vue la question est des plus intéressantes, aussi a-t-elle été choisie pour faire le sujet de cette thèse inaugurale, qui n'a d'autre but que d'exposer la manière dont se pratique le drainage oculaire ; de faire connaître les maladies dans lesquelles il a été employé, avec les résultats obtenus, et de montrer les données physiologiques, que peut nous fournir son mode d'action.

DU DRAINAGE DE L'ŒIL

Le mot drainage est d'importation anglaise et vient du verbe *to drain* (faire écouler, égoutter, mettre à sec). Il servait à désigner une opération depuis longtemps usitée en agriculture, quand Chassaignac eut l'ingénieuse idée d'appliquer cette même opération à la chirurgie. C'est sous les auspices de l'habile chirurgien de Lariboisière, que le drainage fit son apparition dans le domaine scientifique. Comme il est rare toutefois qu'une méthode thérapeutique soi complètement nouvelle, et n'ait pas d'antécédents, le drainage n'a pu faire exception à la règle, et Chassaignac avoue lui-même que l'idée ne lui appartient que jusqu'à un certain point, et que Ferry, Cloquet, Baudens avaient déjà essayé, au moyen de tubes fenêtrés et de canules élastiques de draîner des parties malades. On ne peut cependant contester à Chassaignac le grand mérite d'avoir fécondé cette idée, de l'avoir mise réellement en pratique, d'avoir élevé le drainage à la hauteur d'une méthode thérapeutique, et surtout d'en avoir vulgarisé l'emploi, en faisant connaître ses avantages et en précisant ses indications. Les premières expériences datent de 1851, mais ce n'est qu'en 1859 qu'il publia son Traité de la suppuration et du drainage.

La même année Sichel inaugurait un traitement chirurgical contre les décollements de la rétine, et pratiquait pour la première fois la ponction de la sclérotique et l'évacuation du liquide contenu dans la poche rétinienne.

Ces deux habiles opérateurs étaient loin de se douter, alors, que dix-sept ans plus tard, le drainage serait appliqué au traitement des décollements de la rétine. Quoi qu'il en soit, depuis cette époque, la chirurgie générale a fait du drainage des applications très-nombreuses et très-variées, mais nul n'avait encore songé à l'appliquer à la chirurgie oculaire.

Peut-être l'idée en était-elle venue, mais la délicatesse de l'organe, son peu de tolérance à l'égard de tout corps étranger, la facilité extrême avec laquelle tout traumatisme y détermine de l'inflammation, constituaient des raisons suffisantes, pour faire renoncer à mettre cette idée-là en pratique.

M. de Wecker, le premier, vient de démontrer que l'œil fait preuve d'une tolérance plus grande qu'on n'aurait pu le supposer, et qu'il se prête à l'opération du drainage aussi bien que toute autre région du corps.

Seulement, pour se mettre en harmonie avec l'organe auquel il allait être appliqué, le drainage a dû

nécessairement subir certaines modifications. Aussi,
ne faudrait-il pas s'attendre à voir le drain oculaire constitué par un tube creux, muni de nombreux orifices le long de ses parois, afin de laisser
écouler les liquides. Les choses sont bien plus simples que tout cela, et le drain est ici représenté par
des simples fils métalliques, pleins, de nature inoxy-
dable. Généralement c'est l'or vierge, que l'on
choisit : Ce sont ces fils qui, introduits à travers les
membranes du globe oculaire et maintenus en place,
déterminent un écoulement lent et continu de liquide.

Ce n'est pas d'aujourd'hui qu'on met des fils dans
l'œil, des essais de ce genre avaient déjà été tentés,
mais, il faut le dire, dans un but bien différent;
Flares et de Graefe, en effet, plaçaient des fils, à travers la sclérotique et le corps ciliaire, sur des yeux
entièrement perdus pour la vision, mais c'étaient des
espèces de sétons, destinés à jouer le rôle de corps
étrangers, et à déterminer une inflammation, d'où
devait résulter la diminution de volume de l'organe.
Cette idée n'a rien de commun avec l'idée du drainage. Du reste, elle est à peu près abandonnée, car
on préfère généralement aujourd'hui pratiquer
l'énucléation, plutôt que de déterminer une inflammation, qui, quelquefois n'est pas sans danger pour
le congénère.

Afin de donner au drain plus de résistance et de

prévenir tout accident, on met le fil double. Pour le placer, M. de Wecker se sert des instruments suivants :

1° D'une aiguille courbe, creuse, longue de 3 centimètres, analogue à une canule recourbée de la seringue de Pravaz ;

2° D'un fil d'or vierge, replié sur lui-même en anse, ayant ses deux extrémités libres rapprochées bout à bout. Ce fil est introduit du côté libre, jusque près de la pointe de l'aiguille creuse, mais sans toutefois qu'il apparaisse, à cette extrémité de l'aiguille. La portion du fil, repliée en anse, qui reste hors de l'aiguille, doit mesurer aussi environ 3 centimètres ;

3° D'un porte aiguille, sans ressort, mais tenant solidement l'aiguille dans une rainure *ad hoc* (modèle spécial) ;

4° D'une petite pince à branches entrecroisées (serre-fil) ;

5° D'une pince à torsion à larges branches.

Manuel opératoire. — Voici comment on procède à l'opération du drainage.

Ier *Temps.* — *Application du fil.* — L'écarteur ayant été appliqué, et l'œil étant dirigé aussi fortement que possible en haut (car c'est généralement à la partie la plus déclive que le drain est placé) on saisit tout près de la cornée, en bas et en dehors, le tissu conjonctival et sous-conjonctival, à l'aide d'une pince à fixation, afin de forcer l'œil à se porter encore davantage en haut, et de l'y maintenir. On introduit alors l'aiguille entre les muscles droit inférieur et droit externe, aussi près que possible de l'équateur, en prenant sur l'aiguille à peu près 1 centimètre de sclérotique. Une fois la pointe de l'aiguille ressortie de la conjonctive (qui est parfois soulevée par la pointe, ce qui fait qu'on a de la peine à la traverser), on dépose la pince à fixation, et l'œil se trouve ainsi fixé très-solidement par l'aiguille elle-même. Sans trop se hâter, on saisit alors la pointe de l'aiguille, soit avec les doigts, soit avec le porte-aiguille, et en même temps qu'on la retire du globe oculaire, on maintient les extrémités du fil d'or près de l'œil. De cette façon, en tirant davantage sur l'aiguille creuse, pour en dégager l'anse du double fil, on laisse celui-ci en place, faisant une égale saillie, à partir des points de ponction et de contre-ponction.

2ᵉ *Temps*. — *Entrecroisement du fil*. — Evitant autant que possible, d'exercer toute traction malencontreuse sur le fil, on en saisit, avec les doigts, les extrémités, et on les entrecroise au devant du pont sclérotical qu'elles ont traversé, de manière à former une anse, qui ne soit pas immédiatement appli-

quée sur le globe oculaire, mais qui en soit distante
d'environ 1 ou 2 millimètres. Cet entrecroisement
une fois opéré, on place *latéralement*, sur le point où
les fils s'entrecroisent, la petite pince à ressort qui

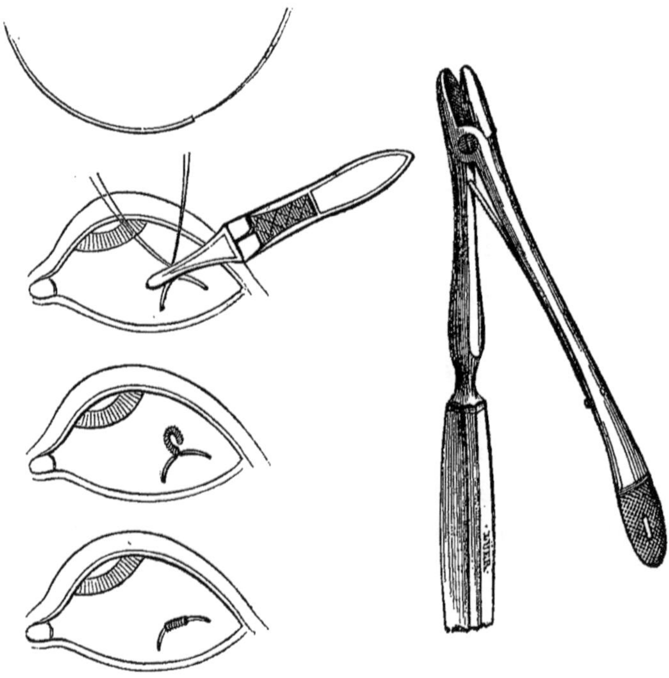

peut alors être abandonnée à elle-même. Il est très-
important, pour ce temps de l'opération, que l'on
n'applique pas la petite pince de façon à ce que les
branches soient placées d'avant en arrière, mais bien

de côté, c'est-à-dire, de manière que l'une des branches soit en haut et l'autre en bas sur le point d'entrecroisement des doubles fils.

3e *Temps.* — *Torsion du fil.* — Il ne reste plus pour terminer l'opération, qu'à saisir entre les mors de la pince à torsion, les extrémités du double fil, bien réunies les unes à côté des autres, et à les entortiller soigneusement de façon à ce qu'elles forment un cordon unique et serré. Cela fait, on retire la pince à torsion, et on coupe le cordon à 6 ou 8 millimètres du point d'entrecroisement des fils. On enlève également la petite pince à ressort, après avoir replié avec soin, sur lui-même le bout entortillé, de façon à ce que son extrémité libre soit repliée en forme de crochet, et ne vienne pas irriter la conjonctive palpébrale. Alors seulement, on retire l'écarteur, et l'on s'assure que le crochet ne viendra pas blesser la muqueuse conjonctivale pendant les mouvements des paupières. Le drain ainsi appliqué représente assez bien une chevalière, dont l'anneau se trouve dans l'intérieur de l'œil, et dont le châton est constitué par la portion du fil enroulé et replié sur lui-même.

Si l'on veut introduire le drain près du bord cornéen, on se sert d'une aiguille creuse droite, plus courte, plus fine et renfermant un double fil plus fin et moins long. L'introduction du double fil se fait

absolument de la même façon que pour la sclérotique, seulement on ne comprend pas plus d'un demi-
centimètre de cornée. Une fois que le fil a traversé
la cornée, on recourbe l'extrémité qui correspond à
l'anse du double fil, de façon à lui faire former un
crochet de un demi-centimètre, qu'on attire jusqu'au
point de contre ponction, en l'adaptant bien à la surface de l'œil. Les deux autres bouts du fil sont de
même ramenés en avant, appliqués exactement sur
le globe oculaire et cachés derrière l'extrémité ar·
rondie en anse. Au niveau de la cornée, on obtient
difficilement une application très-exacte du drain,
parce que les paupières sont juxtaposées au globe
oculaire. Aussi M. de Wecker n'applique guère plus
le drain à cet endroit-là, et toutes les fois qu'on
pourra placer un double fil dans la sclérotique, il
faudra s'empresser de le faire. Là, en effet, il est
supporté sans la moindre gêne et ne détermine
aucune douleur.

Il était important de savoir de quelle manière le
globe oculaire allait supporter la présence du fil d'or,
introduit ainsi à travers ses membranes, et qui en
définitive est un véritable corps étranger. N'était-il
pas à craindre que sa présence n'amenât vite des
phenomènes d'irritation, et qu'au lieu de lui être
utile, il ne portât un grave préjudice au malade ?
L'œil en effet est si susceptible à l'égard des corps
étrangers que ces craintes étaient permises. Ne voit-

on pas tous les jours un simple grain de poussière,
placé sur la conjonctive, amener rapidement du
larmoiement et de la congestion. Aussi avant d'en
tenter l'emploi sur l'œil humain, M. de Wecker a-t-
il voulu expérimenter, à plusieurs reprises, sur des
yeux d'animaux. Les lapins ont été particulièrement
choisis pour ces expériences, et il a été permis de
voir que l'application du fil n'était suivie d'aucun
accident, et que sa présence ne donnait lieu à aucune irritation. Ces faits une fois acquis, M. de
Wecker en a étendu l'emploi à l'œil humain. Il
s'est adressé d'abord à des yeux atteints de glaucome
absolu, entièrement perdus pour la vision qui étaient
voués à l'énucléation, et il a pu voir que le drain
était bien supporté. Le globe oculaire a fait preuve à
cet égard d'une tolérance qu'on n'aurait peut-être
pas soupçonnée. La présence du fil à travers les
membranes n'engendre généralement aucune gêne,
et n'amène pas d'inflammation.

Cependant il y a une certaine susceptibilité indi-
viduelle dont il faut tenir compte, et il arrive parfois
que le fil amène des troubles qui nécessitent son
extraction. Ces cas-là sont l'exception.

Il est vrai que si le tempérament de l'individu
joue un rôle à cet égard, le siége du fil en joue un
autre bien plus important. Le fil placé dans la cornée ou à l'union de la sclérotique et de la cornée
amène facilement de la rougeur des parties environ-

nantes. Peut-être faut-il expliquer ce fait par les mouvements étendus que les paupières et le globe oculaire exercent l'un sur l'autre à ce niveau. Les frottements continuellement répétés, résultant du glissement des paupières sur le globe oculaire, et les mouvements du globe oculaire derrière les paupières, à un endroit où la cornée et la conjonctive sont juxtaposées, doivent contribuer pour une grande part à la production de ces phénomènes d'irritation. Si le fil repose au fond du cul de sac conjonctival vers l'équateur de l'œil, il n'y a pas d'inflammation secondaire appréciable. Quelquefois voit-on survenir les premiers jours un peu de rougeur, mais les malades n'accusent jamais ni gêne, ni douleur. Il est vrai qu'à ce niveau le fil est bien moins exposé aux frottements qu'à la partie antérieure du globe oculaire; aussi le traumatisme se trouve-t-il par cela même considérablement diminué. On peut voir à la clinique de M. de Wecker des malades qui portent des drains depuis huit ou dix mois, sans qu'ils s'en trouvent incommodés le moins du monde. A peine chez quelques-uns la conjonctive présente-t-elle un petit bourgeonnement au niveau des orifices d'entrée et de sortie du fil, mais cela sans donner lieu à la moindre gêne.

Le drain une fois en place, à quels phénomènes va-t-il donner lieu? Evidemment il va se produire une filtration lente et continue de liquide. Tout le long des fils, il va se faire de l'intérieur de l'œil vers l'extérieur un suintement incessant, de sorte que les liquides, anormalememement contenus dans la coque oculaire, et qui tendraient à s'y accumuler, trouveront par les fils une voie facile d'évacuation. La sclérotique présente en effet deux orifices, qui par suite de la présence des fils d'or et des déplacements qu'ils subissent, vont rester continuellement béants. Les fils étant métalliques et inattaquables, ne subissent pas d'augmentation de calibre, susceptible d'obstruer les orifices, ce qui ne manquerait pas d'arriver si on se servait de drains de nature végétale. Non-seulement des fils de soie, de chanvre ou autres se gonfleraient au contact des liquides de l'œil, mais encore ils amèneraient une décomposition rapide de ces mêmes liquides qui, par suite, acquerraient des propriétés irritantes. Aucun de ces inconvénients n'est à craindre avec le fil d'or. Par sa présence il maintient deux orifices libres, il n'est donc pas possible que les liquides s'accumulent, car toutes les fois que la tension du globe oculaire tendra à augmenter, ces deux pertuis laisseront échapper le liquide qui y sera de trop ; de plus, le fil d'or se laisse *mouiller* par les liquides, et ces derniers cheminent tout le long du fil jusqu'à l'extérieur, où ils se déversent à la surface de la conjonctive.

Un des avantages du drain filiforme c'est de donner lieu à une filtration lente. Par suite de la disposition même, il n'est pas possible que l'écoulement se fasse d'une façon rapide. Cette lenteur dans l'écoulement est une qualité, dont il faut tenir compte. Il n'est pas indifférent, en effet, que l'écoulement soit rapide ou lent. On connaît tous les accidents qui peuvent résulter d'une diminution brusque de la tension intra-oculaire, par suite de l'issue rapide d'une certaine quantité de liquide. On peut voir se produire des décollements du corps vitré, de la rétine, de la choroïde. Dans une variété de glaucôme, la glaucôme hémorrhagique, il n'est pas rare, en pratiquant l'iridectomie, de voir des ruptures vasculaires se faire et donner lieu à des écoulements sanguins, quelquefois très-abondants. A peine la cornée est-elle sectionnée et la chambre antérieure évacuée, qu'on voit le cristallin et le corps vitré se précipiter entre les lèvres de la plaie, poussés qu'ils sont, l'un et l'autre, par un épanchement sanguin intra-oculaire. Les vaisseaux, habitués à supporter sur leurs parois une pression élevée, se rompent dès qu'ils viennent à s'en trouver brusquement dépourvus. De cette rupture il résulte des hémorrhagies parfois très-graves et très abondantes. Avec le drain filiforme il n'y a pas d'accident semblable à redouter, car la détente de l'œil ne se fait que lentement.

La lenteur dans la filtration est une qualité qui doit être prise en considération puisqu'elle met à l'abri de complications sérieuses.

Le drain filiforme revêt une autre qualité, c'est d'assurer un écoulement continu. Il est de la dernière importance que la filtration soit permanente et non transitoire, sous peine de voir les phénomènes morbides reparaître. Par exemple, dans le glaucôme, puisque les symptômes sont sous la dépendance de la pression intra-oculaire, qui elle-même dépend de la quantité de liquide contenu dans l'œil, il faut, sous peine de voir se reproduire les phénomènes d'étranglement, que l'accumulation de liquide ne puisse se faire. C'est parce qu'elle n'amène qu'une détente passagère que la paracentèse de la chambre antérieure est insuffisante. Dans le décollement de la rétine, il faut non seulement évacuer le liquide, mais encore il faut empêcher qu'il ne s'accumule de nouveau. Il faut qu'il s'écoule au fur et à mesure qu'il se reproduit. C'est parce qu'ils ne répondent pas à ce double but que les autres moyens de traitement sont défectueux. Le drain filiforme au contraire remplit ces deux conditions. Il évacue la poche rétinienne, et il empêche qu'elle ne se laisse distendre de nouveau en donnant lieu à une filtration permanente. De là son efficacité dans les cas de décollement.

Cependant, il faut bien le dire, (il est vrai que c'est l'exception) la filtration peut se trouver momentanément suspendue. Cela tient probablement à ce que a conjonctive se gonfle au niveau des orifices d'entrée et de sortie du fil. On est prévenu de la suppression de l'écoulement par le retour des phénomènes primitifs, si c'est un glaucôme, on voit la douleur reparaître et la consistance du globe oculaire augmenter. Si c'est un décollement de la rétine, on voit le champ visuel se rétrécir, et la saillie du décollement s'accentuer. Pour amener la disparition de ces phénomènes on n'a qu'à faire glisser un peu le fil d'un orifice vers l'autre, à le déplacer un peu. On voit à la suite de cette manœuvre un mieux sensible s'établir. Du reste le mouvement des paupières suffit généralement pour faire subir au drain quelques déplacements, qui font qu'il ne se laisse pas resserrer au niveau des orifices, par la conjonctive un peu gonflée. Cependant le fait peut se produire et c'est pour ne pas en avoir tenu compte, qu'on ne s'expliquait pas le retour des douleurs, dans le glaucôme, le rétrécissement du champ visuel, dans les décollements, qu'on a vu survenir parfois pendant le drainage.

On voit donc que le drain filiforme réalise de grands avantages et possède des propriétés remarquables, aussi la chirurgie oculaire peut tirer un grand parti de son emploi.

Il est toute une catégorie d'affections connues sous le nom générique d'*affections hydrophthalmiques*, dont la caractéristique est de présenter une exagération de la pression intra-oculaire, due à une accumulation anormale de liquide dans l'œil. Ces affections se trouvent modifiées d'une façon heureuse par le drainage. C'est ainsi que le glaucôme, la scléro-choroïdite antérieure, le kérato-conus, le kérato-globus etc., verront à la suite du drainage, la tension diminuer et la déformation des membranes extérieures cesser ou se modifier notablement.

Si par suite d'un épanchement de sang ou de sérosité il se produit dans l'œil un changement de rapport entre les membranes internes qu'elles soient *décollées*, le drainage, en évacuant le liquide et en s'opposant à son accumulation, ne peut manquer de donner de bons résultats.

Si l'œil était enflammé, ou qu'il fît preuve d'une grande susceptibilité, il faudrait se garder d'appliquer le drain, ou alors il faudrait s'empresser de le retirer aux premiers signes d'irritation : rougeur, larmoiements, etc.

DU DRAINAGE DANS LE GLAUCOME.

En tête des affections hydrophthalmiques qui se trouvent heureusement modifiées par le drainage on doit placer le glaucôme.

Il n'est peut-être pas de maladie qui ait donné lieu a plus de discussions et soulevé plus de controverses que le glaucôme. Malgré les nombreux efforts tentés dans ce but, sa pathogénie est restée obscure. Cependant grâce à des travaux habilement faits, il est certains points bien établis et qui semblent définitivement acquis à la science.

La véritable histoire du glaucôme ne se perd pas dans la nuit des temps. Il est vrai qu'il en est fait mention dans Hippocrate (γλαυκὸς, œil verdâtre) mais sans qu'il soit question de sa nature ni de son mode de production.

Il faut arriver au commencement du xixe siècle pour qu'on trouve quelques explications. Beer le premier en fait mention et l'attribue au vice arthritique. A l'enfance de l'art on pouvait se rattacher à des explications si vagues mais, aujourd'hui on a besoin de renseignements plus précis.

Veller décrit cette maladie, insiste sur la dureté du globe oculaire et place dans la rétine le siége de la lésion. C'est aussi l'opinion de Wenzel (1808).

Sous le rapport de la pathogénie, la première idée nette appartient à l'Angleterre, Mackenzie (1830) appelle l'attention sur la dureté du globe oculaire, qu'il considère comme le résultat d'un accroissement du corps vitré.

Sichel père (1837) regarde le glaucôme comme une choroïdite arthritique. Cette opinion est adoptée par Arlt (1839), Schrœder Van der Kolk et plus tard par Lawrence. Ces auteurs considérèrent le glaucôme comme résultant d'altérations de la choroïde, et consécutivement de la rétine.

A partir de cette époque il s'écoule plusieurs années sans qu'on voit paraître de travaux sur la matière. Cependant Stelwag de Carion (1855) fait remarquer qu'outre la choroïdite, il existe d'autres altérations, et il constate même que loin d'être toujours cause du mal, la choroïdite n'en est souvent que la conséquence.

C'est avec Stelwag de Carion que se termine la période préophthalmoscopique.

En tête de la 2e période il faut placer Ed. de Jœger (1854) qui donne le premier dessin ophthalmoscopique, mais seulement il représente la papille comme *bombée*.

Alors paraît le premier travail de de Græfe (1854

Grizou.   3

dans lequel il regarde la papille comme convexe, et signale la pulsation spontanée de l'artère centrale, phénomène qu'il considère comme très-important pour expliquer la nature de la maladie.

Peu de temps après paraît son deuxième mémoire (1855) où il reconnaît que loin d'être convexe la papille est excavée et concave. Ces deux phénomènes, excavation papillaire et pulsations spontanées de l'artère centrale, lui semblent propres à supposer que la maladie reconnaît pour cause l'exagération de la pression intra-oculaire. A l'appui de cette hypothèse il cite les améliorations passagères obtenues par la paracentèse de la chambre antérieure.

Bientôt apparaît son troisième et immortel mémoire, sur la curabilité du glaucôme par l'iridectomie, mémoire adressé à l'Institut de France (1857). Dans ce travail remarquable, de Graefe tend à démontrer que la véritable cause du mal est l'exagération de la tension intra-oculaire et il l'explique par une *hypersécrétion séreuse* due à une *altération inflammatoire du tractus uvéal*.

Quelque temps après, Haffmanns publie dans sa thèse, les idées de Donders qui attribue le développement du glaucôme à l'exagération de la tension intra-oculaire, produite par une hypersécrétion séreuse, mais le célèbre professeur d'Utrecht rapporte cette hypersécrétion non plus à une inflammation, mais à une *névrose des nerfs ciliaires sécréteurs*.

En 1863, Cusco, alors chirurgien à la Salpêtrière, fait résider la cause du glaucôme dans la sclérotique et explique l'exagération de la pression oculaire par la rétraction de cette membrane. Pamard, son élève, a développé cette théorie dans sa thèse inaugurale.

Max Schultze (1870) assimile l'espace situé entre la choroïde et la sclérotique à une cavité séreuse, tapissée par un endothélium. Arnold avait émis l'idée que cet espace était un sac lymphatique. D'après ces données anatomiques, on a voulu expliquer le glaucôme par un épanchement de sérosité dans cette cavité, ce qui amènerait la compression des nerfs ciliaires.

Le fait capital du glaucôme, c'est l'exagération de la pression intra-oculaire, qui prend parfois des proportions telles que l'œil acquiert la consistance du marbre, *durities lapidea*, comme l'appelaient les anciens. Sitôt que ce phénomène important eut été signalé par Mackenzie et Middlemoore, un grand nombre d'expérimentateurs s'apprêtèrent à en chercher l'explication. Il n'est pas un seul des tissus compris dans l'œil ou dans son voisinage, auquel on n'ait cherché à rattacher la cause de l'augmentation de tension oculaire. Ainsi on a tour à tour placé la cause du glaucome dans l'orbite, et notamment dans le trou optique, dans les muscles, dans le nerf optique, dans la sclérotique, dans le cristallin, dans le corps vitré, dans la rétine, dans la choroïde, dans les nerfs du voisinage.

Un grand nombre d'expériences, instituées dans le but de déterminer quelles étaient les lois qui présidaient à la tension intra-oculaire, ont permis de constater que les nerfs exerçaient à cet égard une action vraiment remarquable. Grunhagen, Voelker et Hensen, Adamück, Wegner, Stelwag de Carion ont, par de nombreuses recherches physiologiques, cherché à élucider la question, et à déterminer la part qui revient à chaque nerf dans les modifications de la pression oculaire.

Wegner revendiquait pour le sympathique un rôle capital dans la production du glaucôme. Il avait observé que l'irritation du sympathique au cou, détermine une contraction spasmodique des vaisseaux, par suite de laquelle la tension sanguine étant augmentée, amène une sécrétion plus abondante.

Les expériences de Hippel et Grunhagen contredisent celles de Wegner. Ces deux expérimentateurs ont, en effet, constaté que l'augmentation de pression coïncide avec la dilatation des vaisseaux, dilatation qui serait produite par une action directe du trijumeau, et rapportent à ce nerf, et non au sympathique, les variations de la tension intra-oculaire. Ces résultats, en apparence contradictoires, peuvent s'expliquer par ce fait que, dans l'irritation dn grand sympathique, la contraction vasculaire

contrebalance l'action de fibres musculaires lisses
de l'orbite. V. Hippel et Grunhagen ont expéri-
menté sur des chats, des lapins, immobilisés par le
curare et qu'on maintenait vivants au moyen de la
respiration artificielle. La pression intra-oculaire
était mesurée par le manomètre de Grunhagen. Ils
ont démontré que la pression oculaire est sous la dépendance de la pression générale du sang. Un obstacle au cours du sang veineux dans les vasa-vor-
ticosa augmente la pression.

L'oculo-moteur anime les muscles externes de
l'œil, dont les contractions peuvent, par la pression
qu'ils exercent sur le bulbe oculaire, augmenter momentanément la pression interne de l'œil; mais l'action de ce nerf sur le muscle tenseur de la choroïde
et le sphincter de l'iris ne doit pas être prise en considération, attendu que la contraction de ce muscle
n'augmente pas la tension intra-oculaire, ainsi qu'on
peut le constater par l'action de la fève de Calabar.

Suivant V. Hippel et Grunhagen, le rôle du sympathique sur la pression oculaire serait semblable à
celui de la troisième paire, c'est-à-dire qu'il n'agirait
qu'indirectement en amenant la contraction des fibres musculaires lisses de l'orbite, et en s'opposant
ainsi à la sortie du sang veineux.

Adamück, frappé du contraste qui règne généralement entre les veines qui sont dilatées, et les artères qui sont amincies, dans les cas de glaucome,

ne peut s'expliquer cette différence de calibre par
l'augmentation de tension intra-oculaire. Si c'était
l'augmentation de tension qui cause le phénomène,
il faudrait que le contraire eût lieu ; les veines qui
sont souples devraient se laisser affaisser, et les artères qui sont munies de tuniques élastiques et résis-
tantes, devraient conserver leur calibre normal. Il
croit, dès lors, que c'est le trouble de la circulation,
et notamment la difficulté apportée au cours du sang
veineux qui cause la tension oculaire.

Mais par quel mécanisme se produit la gêne de la
circulation dans les veines ? Pour Adamück, le grand
sympathique jouerait un rôle important à cet égard.
Si l'on irrite, chez un animal empoisonné par le curare, le centre sympathique de la moelle épinière à
la hauteur des deux vertèbres cervicales inférieures
(Budge), et, si en même temps on observe l'œil à
l'ophthalmoscope, on reconnaît de suite dans les
vaisseaux la distribution du sang être la même que
dans le glaucôme. Les veines se dilatent et les artères se rétrécissent ; cet état ne s'accompagne pas
à l'instant de l'accroissement de pression intra-oculaire. On le constate avec le manomètre ; ce n'est
que quelques minutes après que la tension augmente
peu à peu. Cet effet paraît devoir tenir à la filtration
abondante de la partie liquide du sang par suite
de la gêne de la circulation,

Par l'expérimentation on peut produire ces phénomènes directement. En liant les vasa vorticosa sur un œil qu'on vient d'énulcérer, et en injectant du liquide dans les artères, on obtient une augmentation de tension considérable.

Adamück croit que le sympathique fait contracter les fibres musculaires lisses, qui, d'après Muller, se répandent dans la choroïde, et que de cette contraction résulte l'obstacle au cours du sang veineux. La rigidité de la sclérotique peut arriver au même résultat.

V. Hippel et Grunhagen ne sont pas arrivés aux mêmes conclusions. Pour ces derniers, le sympathique agit sur la pression oculaire, non par action directe sur l'œil, comme le veut Adamück, mais par la contraction des fibres lisses de l'orbite. L'irritation du grand sympathique provoque la contraction de ces muscles, et s'oppose au retour du sang veineux, de là augmentation de la tension intra-oculaire. A l'appui de cette assertion, ils font observer que l'accroissement de pression n'est que momentané, et qu'il est toujours suivi d'une diminution rapide de cette même pression, qui tombe souvent au-dessous de ce qu'elle était avant l'expérience.

Pour V. Hippel et Grunhagen, c'est au trijumeau que revient la plus large part d'influence sur la tension oculaire. L'irritation électrique de ce nerf, sur toute l'étendue de son trajet à travers la cavité crânienne, produit chez les chats, les lapins, une augmentation considérable de la pression intra-oculaire

Cet effet se prolonge même au-delà de la durée de l'application de l'agent irritant. Il s'accompagne d'une grande plénitude des carotides et de mouvements d'ascension de la colonne mercurielle, isochrones à la systole ventriculaire. On aurait tort d'attribuer cette augmentation de pression intra-oculaire à l'énergie plus grande des contractions du centre circulatoire et aux contractions des gros troncs vasculaires, car on ne parvient jamais à la déterminer d'une manière aussi manifeste par la compression de l'aorte abdominale que par l'irritation du nerf de la cinquième paire.

L'irritation du trijumeau à son origine donne lieu à une augmentation de pression, qu'on ne saurait produire avec une pareille intensité, par l'irritation d'aucun autre nerf, par les changements de tension générale du sang, par des obstacles apportés au cours du sang veineux dans les vasa vorticosa. Les phénomènes sont moins accusés quand on irrite le trijumeau à la périphérie au moyen des inhalations de nicotine, de créosote, d'extrait de fève de Calabar, d'atropine.

Il est donc permis de rapporter au trijumeau un rôle capital dans la production du glaucome. Du reste la clinique confirme les faits fournis par la physiologie, et il faut bien rapporter au trijumeau les phénomènes glaucomateux qu'on voit survenir à la suite de névralgies de la cinquième paire.

La théorie *neuro-pathologique* du glaucome, à laquelle Donders a attaché son nom, repose sur des bases solides. Mais il est probable que le mode de production du glaucome est multiple ; c'est ce qui fait l'impossibilité de lui trouver une explication unique. Ainsi se trouverait également interprétée la divergence d'opinions produite toutes les fois qu'on a voulu indiquer le mécanisme de cette affection.

Il est incontestable que l'accumulation de liquide dans l'œil amène une exagération de la pression intra-oculaire. laquelle à son tour engendre toute la série des phénomènes glaucomateux. Cette augmentation de liquide peut être amenée par une hypersécrétion, due à une irritation des nerfs (névrose de Donders), mais elle peut résulter aussi de la rétention des liquides normalement sécrétés, rétention produite par un défaut de perméabilité des membranes enveloppantes.

A l'état normal, l'œil est constamment le siége d'un courant endosmo-exosmotique, en vertu duquel les liquides qu'il renferme sont sécrétés et excrétés en quantité sensiblement égale, d'où résulte un certain équilibre, un certain degré de tension. La sécrétion vient-elle à augmenter soit par une névrose (Donders) soit pour une autre cause, alors que l'excrétion reste la même, l'équilibre est rompu, et, le liquide augmentant, la tension intra-oculaire dépasse la normale. La secrétion se trouve-t-elle la même, mais l'excrétion est-elle entravée par un défaut de perméabilité de ces voies habituelles, il y a également accumulation de liquide, et par là même augmentation de la pression oculaire.

C'est Max Schultze le premier qui a parlé de la rétention de la lymphe dans l'œil, comme cause d'accidents glaucomateux. Il les a vus se produire sur un œil atteint de kératite bulleuse. Aussi a-t-il relaté les changements anatomiques survenus dans cette rare maladie, et les a-t-il fait connaître, sans entrer dans de plus amples développements, comme élément étiologique du glaucome.

Tout récemment, M. de Wecker a insisté sur ces faits importants, et a fait ressortir qu'un nombre considérable de cas de glaucome devait être rapportés, non pas à une *névrose sécrétoire*, comme le soutient Donders, mais bien à un *vice d'élimination de liquides normalement sécrétés* dans la coque oculaire.

Cette théorie n'est pas une conception purement imaginaire et un grand nombre de faits plaident en sa faveur.

En première ligne, il faut citer les altérations anatomiques qu'on a directement constatées sur la sclérotique (Cusco, Coccius) et qui sont probablement liées à des inflammations chroniques ou à des phénomènes de régression sénile. Ces lésions doivent avoir pour résultat de priver cette membrane d'une grande partie de sa perméabilité.

L'âge auquel survient le glaucome milite aussi en faveur de cette manière de voir. A l'époque de la vie où se produit le glaucome, les couches internes de l'œil, notamment le revêtement vitreux, les surfaces épithéliales et endothéliales deviennent d'habitude le siége d'épaississements qui ne peuvent manquer d'entraver l'excrétion des liquides contenus dans l'œil.

Quand M. de Wecker émettait ses idées sur le glaucome et faisait jouer un si grand rôle au défaut de perméabilité des membranes, il ne connaissait pas un travail de M. Max Knies, qui était alors sous presse, et qui est venu confirmer sa théorie. Avant cette publication, Leber, à la suite de recherches savamment conduites et d'expériences habilement faites, en était venu à déterminer que le lieu d'élection pour l'élimination des liquides intra-oculaires, siégeait au niveau du canal de Fontana, au point de jonction de la sclérotique et de la cornée. M. Max Knies, de son côté, a démontré que cet endroit du globe oculaire devient, par suite d'inflammations chroniques, aisément le siége d'épaississements, qui ont un retentissement marqué sur la filtration des liquides. M. Max Knies termine son intéressant travail par la conclusion suivante : « Evidemment ces faits anatomo-pathologiques m'autorisent à admettre, avec raison, comme ayant un rôle essentiel dans la production du glaucome, l'inflammation avec induration de la région du canal de Schlemm. »

L'hérédité du glaucome constitue une nouvelle preuve en faveur de la théorie de M. de Wecker. Tandis qu'on ne s'explique pas comment une névrose sécrétoire se trouverait transmise congénitalement, il est parfaitement conforme à l'ordre des faits d'admettre que par hérédité, les tissus sont plus vite exposés aux phénomènes de régression. Il peut se faire que dans certaines familles, les membranes enveloppantes du globe oculaire soient plus sujettes aux dégénérescences, et arrivent plus vite à présenter des indurations, qui mettent obstacle à la filtration du liquide.

Cette même facilité avec laquelle les membranes se transforment et s'opposent à la transsudation des liquides, expliquerait aussi la fréquence plus grande du glaucome chez certaines castes, les Israélites par exemple, et également sa rareté dans certaines contrées, notamment l'Algérie. Ces faits paraissent, au contraire, inexplicables par la théorie de Donders.

Un des arguments les plus convaincants en faveur de ce mode de production du glaucome est fourni par l'iridectomie, que de Graefe a appliqué, avec tant de succès, au traitement de cette maladie. On a expliqué de façons bien différentes et bien diverses le mode d'action de l'iridectomie, dans le cas de glau-

come. M. de Wecker, en 1867, émit l'idée qu'elle n'a-
gissait que par la section, et en établissant une *cicatrice à filtration*. De Græefe s'éleva contre cette inter-
prétation, qui lui paraissait profondément erronée,
et il faisait jouer un grand rôle à l'excision du lambeau d'iris, mais aujourd'hui les temps sont bien
changés, et la plupart des ophthalmologistes se ral-
lient à l'idée de M. de Wecker. Du reste, tout con-
corde pour en démontrer la véracité.

M. Max Knies dans son travail sus-mentionné, est
arrivé à la même conclusion que M. de Wecker avait
donnée dans la 2e édition de son traité : « Par l'iridectomie, on crée une nouvelle voie d'excrétion aux
liquides intra-oculaires, et cette voie ne peut être
constituée que par la section. L'excision d'un lambeau
d'iris a exclusivement pour but d'empêcher l'enclavement de cette membrane, enclavement qui, on le
sait, pourrait rendre complètement illusoire l'opération. Ce que je considère, par contre, comme essentiel, *c'est que par la section la limite scléro-cornéenne soit largement ouverte.* » M. Max Knies ajoute :
« L'expression de Wecker de cicatrice à filtration me
paraît parfaitement appropriée. »

Il est bon de faire remarquer que, dans l'iridectomie, l'emplacement de la section joue un rôle capital. Bien avant que M. de Wecker n'indiquât les effets de la cicatrice à filtration, et que Leberb, par ses
habiles recherches expérimentales, ne vînt démon-

trer que le lieu de prédilection pour la filtration des liquides intra-oculaires est placé au pourtour de la cornée, dans la zone scléro-cornéenne, on avait déjà fait cette remarque importante, que l'excision d'un large lambeau d'iris restait tout à fait sans résultat, quand la section portait sur le tissu même de la cornée. Une excision assez imparfaite de l'iris arrêtait, au contraire, les phénomènes glaucomateux, pourvu que la section fût pratiquée dans le point de jonction de la sclérotique et de la cornée, en dehors de la limite cornéenne. Il faut chercher la raison de ce phénomène dans ce fait, que dans le premier cas, c'est-à-dire, quand la section intéresse la cornée seule, la plaie interne, comprenant la membrane de Descemet, se recouvre d'une couche vitreuse qui s'oppose à la filtration. Ce qui n'arrive pas dans le second cas, c'est-à-dire quand le couteau sectionne le ligament pectiné, là où la membrane de Descemet se réfléchit en arcades écartées les unes des autres, pour aller se fixer à la face antérieure de l'iris.

L'anatomie pathologique semble prendre à tâche de confirmer cette manière d'expliquer l'action de l'iridectomie. Dans un travail récent, qu'il vient de publier, M. Herm. Pagenstecher a fait connaître une particularité importante. Cet auteur a constaté que l'accumulation anormale de liquide dans le canal de Petit, en amenant la distension de ce canal, produit un décollement du corps vitré avoisinant, et par

suite de la pression anormale, à laquelle ce milieu
se trouve soumis, on peut voir éclater des phénomènes glaucomateux (glaucome consécutif). Au sujet des
conséquences à tirer de ces recherches anatomo-
pathologiques sur l'action de l'iridectomie, M. Herm.
Pagenstecher s'exprime de la façon suivante : « Il
serait intéressant de rechercher si, dans les cas de
glaucome simple et de glaucome aigu, on retrouve-
rait des lésions semblables. On pourrait alors aisément s'expliquer l'action de l'iridectomie, en admet-
tant que le produit morbide, sécrété au niveau du
canal de Petit, qui cause l'excès de pression, arrive
ainsi, par le chemin le plus court, à travers la cicatrice à filtration au dehors et se trouve éliminé.
C'est pour cette raison que l'iridectomie ne saurait
être remplacée par la sclérotomie. En effet, ainsi que
le démontrent les recherches anatomo-pathologiques, l'iris, par suite de l'excès de pression, se
trouve refoulé vers sa partie périphérique contre la
cornée, et par suite de ce refoulement la cicatrice à
filtration se trouve obstruée. Il s'ensuit encore que
dans l'iridectomie pratiquée contre le glaucome la
section doit être faite aussi périphériquement que
possible, et l'iris doit être excisé aussi largement
que l'on peut vers la périphérie. La grandeur du
lambeau d'iris excisé est tout à fait secondaire. Ce
que la pratique nous enseigne, dit en terminant

M. Herm. Pagenstecher, concorderait fort bien avec ces données théoriques. »

Si l'iridectomie n'agit que par la section de la sclérotique, la sclérotomie seule devra amener la détente de l'œil et amender les phénomènes glaucomateux. C'est ce qui arrive d'une façon générale, ainsi que le démontrent les faits observés par Alex. Quaglino (de Milan) et par M. de Wecker. La sclérotomie réussit surtout dans les cas de glaucome absolu, avec atrophie complète de l'iris, parce qu'alors cette membrane ne peut pas se laisser appliquer contre la cornée, et empêcher la filtration des liquides au niveau de la section.

La section du muscle ciliaire, proposée et préconisée par Hancock, paraît n'agir également que par la plaie faite à la sclérotique.

Cette manière d'envisager l'action de l'iridectomie, et d'en attribuer l'efficacité à ce qu'elle crée une sorte de soupape de sûreté représentée par la cicatrice à filtration, avait pour elle des raisons puissantes quand le drainage est venu lui donner une confirmation éclatante et qui, dorénavant, ne peut laisser subsister aucun doute à cet égard.

Si comme le veut Donders et son école, on attribue la série des phénomènes glaucomateux à une névrose sécrétoire, l'iridectomie en établissant une cicatrice pour la filtration des liquides, anormalement sécrétés, ne fera que contrebalancer les conséquences fâcheuses de la névrose, en débarrassant la coque oculaire du surplus de sérosité qui se trouve sécrété. La névrose persistera, ses effets seuls seront annihilés. Mais est-il bien logique d'admettre qu'on arrive à supprimer les symptômes morbides d'une affection, alors que la cause elle-même reste intacte?

Si comme le veut M. de Wecker, le glaucome est, dans la grande majorité des cas, produit par la rétention de la lymphe dans la coque oculaire, que cette rétention résulte de régressions séniles des membranes enveloppantes (Cusco, Coccius) ou bien d'indurations inflammatoires qui se sont produites au niveau de la zone de filtration (Knies, Pagenstecher), l'établissement d'une voie artificielle d'élimination, ramènera la quantité de liquide au volume normal et guérira la maladie.

Le Gaucome pour M. Wecker est donc dû à un *trouble d'équilibre entre la sécrétion et l'excrétion des liquides intra-oculaires.*

L'iridectomie et le drainage paraissent agir d'une manière identique en créant une nouvelle voie de filtration aux liquides intra-oculaires et en s'opposant ainsi à leur accumulation.

L'iridectomie, pratiquée sur des yeux atteints de glaucome, donne souvent lieu à des cicatrices qui, par suite de la pression extrême à laquelle elles se trouvent soumises, se laissent distendre et viennent former des saillies sous forme de bourrelets. C'est à cette variété de cicatrices que de Graefe a donné le nom de *cicatrices cystoïdes*. Si l'on vient à placer un drain filiforme sur un œil porteur d'une cicatrice semblable, on voit cette dernière s'aplatir, s'affaisser, et prendre une teinte blanc marbré particulière. Ces cicatrices, en se distendant fortement, peuvent s'enflammer et causer un danger sérieux pour l'œil, sur lequel elles siégent. Le drainage pourrait-il peut-être écarter le danger d'une façon plus efficace que ne le ferait l'ablation de la cicatrice.

Quand on place le drain filiforme près du bord cornéen, il est de la dernière nécessité de bien adapter le fil à la surface du globe oculaire, afin que les paupières, qui se juxtaposent à ce niveau au bulbe oculaire, ne soient pas irritées par sa présence. Quand le drain est bien coapté et bien supporté, on peut se convaincre aisément, que, tout en ayant laissé l'iris intact, la diminution de pression est bien plus considérable qu'à la suite d'une iridectomie. Des essais comparatifs faits à la clinique de M. de Wecker mettent ce fait hors de doute. Des malades, atteints de glaucôme double, avaient un œil traité par l'iridectomie, tandis que l'autre l'était par le drainage. On voyait à la suite de l'opération, l'œil traité par le drainage, présenter une consistance moindre que l'œil traité par l'iridectomie. L'excision de l'iris n'est donc pour rien dans le succès de l'opération. On peut voir encore que c'est bien la filtration seule qui agit dans ces cas-là, par ce fait que le drain, enlevé après un séjour de quatre à huit jours, donne même après son

ablation, une certaine amélioration persistante. Cela
vient de ce que les orifices d'entrée et de sortie du fil
se cicatrisent en formant un relief (cicatrice cystoïde), et que par ces deux points la filtration peut
encore se faire. La détente de l'œil persiste, absolument comme si on avait enlevé un large lambeau
d'iris.

Pour que le drain filiforme amène la filtration des
liquides intra-oculaires, il n'est pas absolument nécessaire qu'il soit placé dans la zone physiologique
de filtration c'est-à-dire dans la zone scléro-cornéenne. Du moment qu'il crée une voie artificielle
d'élimination, il agit aussi bien quand il est placé
dans la sclérotique. Appliqué dans cette membrane,
au niveau de l'équateur de l'œil, le drain amène
aussi sûrement la diminution de la pression oculaire.
Ce changement de pression est rendu rapidement
visible par les modifications qui surviennent dans la
nutrition des parties antérieures de l'œil et notablement de la cornée. On voit cette dernière membrane, qui avant l'opération du drainage était trouble
et opaque, par suite de la tension à laquelle elle était
soumise, devenir plus transparente. Le drain, dans
la région équatoriale de l'œil, a une action manifeste contre le glaucôme, et surpasse même celle de
l'iridectomie,

Ce n'est pas à dire toutefois qu'il faille diminuer
la valeur de l'iridectomie contre le glaucôme. De

Graefe, en l'appliquant à cette redoutable maladie
qui, avant lui, amenait la cécité chez tant de malades,
s'est élevé un monument impérissable à sa mémoire,
et s'est acquis un titre immortel de reconnaissance
auprès de l'humanité. Rien ne pourrait remplacer
l'iridectomie dans les cas de glaucome, c'est une
opération assez simple en effet, et qui, une fois ter-
minée, ne laisse rien de gênant au malade. Il n'en
est pas de même dans les cas de drainage, où la présence du fil devient quelquefois l'objet d'une vive
préoccupation de la part du malade. Mais il est des
cas, relativement rares il est vrai, où l'excision d'un
lambeau d'iris ne suffit pas pour enrayer les accidents. une deuxième iridectomie est parfois nécessaire, et le résultat peut encore être insuffisant ou
passager. Que faire alors à ces malades, qui brisés
par des accès de douleur violente, viennent implorer
les ressources de l'art : il n'y a pas encore bien longtemps, on ne voyait d'autre remède que l'énucléation.
Il n'y avait pas d'autre moyen pour mettre fin aux
douleurs insupportables, qui ôtaient aux malades tout
calme et tout repos. Ils demandaient eux-mêmes à
se débarrasser d'un organe, qui leur causait tant de
souffrances, et qui était une menace perpétuelle pour
son congénère.

Il est vrai qu'en France, on est à cet égard moins
radical qu'en Angleterre. Nos voisins d'Outre-Man-
che, du moment qu'un œil est perdu pour la vision,

n'hésitent pas à l'enlever, sous le fallacieux prétexte d'éviter les inflammations sympathiques. Ils n'hésitent pas à créer une hideuse difformité, que l'application d'un œil artificiel a grand'peine à dissimuler, et qui constitue toujours une gêne pour le malade. Aussi, en France, on y regarde à deux fois avant de pratiquer l'énucléation et ne cède-t-on qu'à une nécessité absolue. Il vaut toujours mieux pour le malade un œil qui a cessé de voir, que de porter une coque d'émail qui demande des soins nombreux et gênants. Du moment que l'iridectomie est parfois impuissante à calmer les douleurs du glaucôme, il fallait chercher un moyen plus actif et plus efficace. Ce moyen, M. de Wecker l'a trouvé dans le drainage.

On peut, par les observations suivantes, constater les heureux effets du drainage, pratiqué contre le glaucôme. Dans la plupart des cas cités, l'iridectomie avait été pratiquée, mais sans donner grand résultat.

Obs. I.—M. Georges, 38 ans, employé de commerce, de Nogent-sur-Marne, a commencé à souffrir de son œil gauche en octobre 1875. En même temps les objets lui semblent voilés, et des douleurs violentes, ayant pour siége le sourcil et la tempe du côté gauche, éclatent par accès périodiques. Ces douleurs durent deux mois environ, jusqu'en janvier 1876. A cette époque la vue baisse graduellement, mais les douleurs sont moindres, et ne reviennent qu'à des intervalles assez éloignés. Au mois de juin, la vue est complètement perdue. En juillet, les douleurs reviennent avec une grande violence, les accès se rapprochent de plus en plus, et le malade, après avoir essayé maint traitement, se présente le 26 août 1876 à la clinique de M. de Wecker.

A cette époque, l'œil présente une consistance vraiment remarquable. Il offre la dureté d'une bille d'ivoire.

La cornée présente des opacités, disposées sous forme de plaques blanchâtres, qui en couvrent presque toute la surface, et qui empêchent de distinguer l'iris et la pupille.

Le malade accuse des douleurs très-vives dans le sourcil et la tempe gauche, et dans la moitié du crâne correspondant.

L'œil ne possède aucune perception lumineuse.

Bien que l'examen ophthalmoscopique ne puisse donner aucun renseignement, à cause de l'opacité à peu près complète de la cornée, la dureté énorme du globe oculaire, les troubles de la cornée, les douleurs vives et périodiques que le malade accuse, et la perte complète de la vision, sont des signes qui permettent de conclure à un glaucome absolu de l'O. G.

Le même jour 26 août, M. de Wecker applique un drain filiforme dans la cornée, à la partie supérieure de cette membrane, et sur la ligne médiane. Mais cette opération est suivie de douleurs tellement vives, et la réaction est tellement forte que le fil doit être enlevé quarante-huit heures après.

Le 8 septembre les douleurs persistant et devenant de plus en plus vives, M. de Wecker pratique une large iridectomie en haut. A la suite de cette opération, une amélioration très-sensible se produit, les douleurs sont moins vives et moins fréquentes, mais sans disparaître complètement.

Le 16 septembre, le malade souffre autant qu'avant l'opération, l'œil est toujours très-dur, très-consistant. Les douleurs sont très-vives. Pour les faire cesser définitivement, une seconde iridectomie est pratiquée en bas. Il survient un soulagement immédiat, mais de peu de durée.

Le malade, découragé par ces diverses tentatives infructueuses, et abattu par la douleur, revient à la Clinique le 15 octobre. On le décide à laisser replacer un drain filiforme. Cette fois, il est encore appliqué dans la cornée, mais à la partie inférieure de cette membrane. L'opération est vite suivie de rougeur, de larmoiement, de tous les signes d'une vive irritation et le drain doit être enlevé quarante-huit heures après.

Les douleurs persistent toujours, deviennent intolérables. Le malade ne peut se livrer à ses occupations habituelles, et il revient à la Clinique de M. de Wecker le 31 octobre, demandant avec instances qn'on lui pratique l'énucléation de son œil.

Avant de recourir à ce moyen extrême, M. de Wecker veut essayer une troisième fois le drain filiforme. Cette fois le fil est placé dans la sclérotique, en bas et en dehors, vers l'équateur de l'œil, entre les muscles droit externe et droit inférieur, au fond du cul de sac de la conjonctive.

La ponction est immédiatement suivie de l'issue d'une certaine quantité de liquide incolore, qui se répand en grande partie sous la conjonctive, et amène un léger chémosis.

Le point de contre-ponction est éloigné du point de ponction de 1 centimètre 1/2 environ, et l'un et l'autre, ils sont placés dans la direction d'une ligne, dirigée d'arrière en avant, et un peu de haut en bas.

Les suites immédiates de cette opération sont de diminuer sur-le-champ la consistance du globe oculaire. La détente de l'œil est instantanée, et les douleurs disparaissent comme par enchantement.

Cette fois on n'a à noter aucune irritation secondaire appréciable. L'œil a perdu sa dureté, et |le 8 novembre, on peut constater que la cornée s'est notablement éclaircie. Tandis qu'avant l'opération. la cornée était tout à fait blanche, et qu'on ne pouvait pas distinguer l'iris et la pupille, on peut aujourd'hui, à travers certains points élclaircis, apercevoir la coloration sombre de l'iris et de la pupille. Les douleurs, qui étaient naguère si vives, ont complètement disparu.

Le 15 novembre, l'amélioration se maintient, la cornée s'éclaircit de plus en plus. La consistance du globe oculaire n'a pas augmenté. Le malade est très-satisfait de son état. Il a pu reprendre ses occupations et n'éprouve aucune douleur. Le fil ne lui cause aucune gêne.

Le 2 décembre. L'état du malade est toujours satisfaisant, le fil a de la tendance à s'enkyster dans la conjonctive, qui bourgeonne à ce niveau. Il n'y a toujours plus de douleur.

Le 15. Le drain est toujours en place sans donner lieu à aucune irritation. L'amélioration se soutient. Le malade vaque à ses occupations et il est très-heureux d'avoir pu conserver son œil.

Obs. II. —M. Boëton, 58 ans, coffretier, se présente à la Clinique de M. de Wecker, le 7 septembre 1876, pour une affection d'O. G., dont le début remonte au mois de février de la même année. A cette époque, sans cause appréciable, la vue a baissé graduellement, pour disparaître complètement au mois d'août. A partir de ce moment, il est survenu des douleurs violentes, éclatant par accès d'une façon périodique et ayant pour siége le sourcil et la tempe gauches. Ces douleurs ont pris depuis quelques jours une violence inaccoutumée et le malade vient réclamer des soins.

Le globe oculaire G. est dur. Cette dureté est encore plus sensible quand on pratique par comparaison la palpation d'O. Dr.

La cornée présente une bandelette opaque dirigée de dehors en dedans, légèrement concave en haut, convexe en bas, qui, quand on est de face, masque la pupille, et empêche d'apercevoir sa couleur noire.

L'humeur aqueuse est trouble, en faisant regarder le malade un peu en haut ou en bas, on aperçoit une coloration verdâtre du fond de l'œil.

A l'ophthalmoscope, on constate une excavation profonde au niveau de la papille. Les artères sont petites, amincies, les veines un peu dilatées. Ces vaisseaux, arrivés au niveau de l'excavation, disparaissent tout d'un coup, ils semblent sectionnés, et reparaissent au-delà. Cet examen est assez facile, bien que le corps vitré n'ait pas sa transparence habituelle.

Aucune perception lumineuse sur O G.

O D. Em. S = 2/3.

Cet ensemble de symptômes est assez manifeste pour conclure à un glaucome absolu de O G.

Pour calmer les douleurs, on applique le même jour, 7 septembre, un drain filiforme, en haut, à l'union de la sclérotique et de la cornée. Mais cette application donne lieu à une réaction assez forte pour qu'on soit obligé d'enlever [le fil, après l'avoir laissé cinq jours en place.

Le malade avait pourtant été soulagé. Mais le 10 novembre, les douleurs reviennent plus intenses qu'auparavant, et le 16 novembre on fait une deuxième opération de drainage. Cette fois le drain filiforme est placé, non plus dans la cornée, mais bien dans la sclérotique en bas et en dehors.

L'application du fil ne présenta aucune difficulté, et ne fut suivie d'aucune irritation.

Les résultats de cette opération ne se firent pas longtemps attendre. La consistance du globe oculaire fut tout de suite diminuée, et les douleurs disparurent.

Le 20 novembre, la cornée s'est considérablement éclaircie. La bandelette opaque, qui la traverse, est moins large, moins blanche, et on commande à apercevoir derrière elle la couleur noire de la pupille, l'humeur aqueuse est moins trouble. L'œil ne présente plus cette dureté énorme qu'il avait avant l'opération. Les douleurs ont complètement disparu.

Le 5 décembre, la cornée s'éclaircit de plus en plus. La pupille se détache parfaitement, ses contours peuvent être aperçus. Les opacités ont à peu près disparu au centre de la cornée, mais elles persistent sur les parties latérales de cette membrane. Le drain n'amène aucune gêne, ni aucune irritation, à peine observe-t-on une petite rougeur de la conjonctive bulbaire au niveau du fil. Le malade n'éprouve plus de douleur.

Le 21, l'amélioration continue, l'état est de plus en plus satisfaisant et si ce n'était pas que la vision est complètement abolie, le malade croirait ne jamais avoir rien eu à son œil.

Le 30, le drain est toujours en place, sans donner lieu à aucun phénomène irritatif. Le malade se livre à ses occupations habituelles et vient seulement de temps en temps à la clinique faire voir s'il n'est rien survenu de nouveau.

Obs. III. — Madame Louis, 66 ans, rue de Sèvres, 113, vient consulter M. de Wecker, à sa clinique, le 21 octobre 1870, pour son O. Dr. dont la vue est à peu près complètement perdue, et qui est le siége de douleurs très-vives. La malade rapporte le début de l'affection au mois de janvier 1875. Depuis cette époque la vue a baissé peu à peu, en même temps que de fortes douleurs se présentaient de temps en temps sous forme d'accès. Depuis deux mois environ, ces douleurs sont devenues plus vives et plus fréquentes, c'est ce qui décide la malade à venir consulter M. de Wecker.

Le globe oculaire présente une grande dureté, on dirait en le pressant qu'on a sous le doigt une véritable bille d'ivoire.

La cornée est opacifiée dans presque sa totalité. L'humeur aqueuse est trouble. Les contours de la pupille ne peuvent être distingués à cause des opacités de la cornée et du trouble de l'humeur aqueuse. Cependant on peut voir que la pupille est immobile et largement dilatée.

A l'examen ophthalmoscopique, l'orientation est rendue difficile à cause du trouble du corps vitré, et du défaut de transparence, que présente ce milieu; on peut cependant distinguer une large excavation papillaire.

Comme signes fonctionnels, il existe des douleurs violentes, dans le sourcil droit, avec irradiation dans la tempe et la moitié du crâne du même côté, et une perception lumineuse à 20 pieds.

On diagnostique un glaucome absolu de O. Dr. et on pratique, séance tenante une large iridectomie, en haut.

Le soulagement est immédiat, les douleurs disparaissent, la vue semble revenir, mais cette amélioration n'est malheureusement que momentanée et le 14 novembre les douleurs reparaissent avec leur intensité première et la vue se perd complètement.

Le 20 novembre, en présence de l'insuccès de l'iridectomie, on essaie de placer un drain filiforme dans la sclérotique en bas et en dehors. Mais par suite d'un vice de construction, l'aiguille casse au moment de faire la contre-ponction, sans toutefois rester dans l'œil, et le drain ne peut être appliqué. Cet accident imprévu n'amène qu'un épanchement de sang assez considérable, dans le tissu cellulaire sous conjonctival, occupant toute la moitié externe du bulbe oculaire.

Le 28, les douleurs persistant toujours, on applique le drain dans la sclérotique en haut et en dehors, vers l'équateur de l'œil, au fond du cul de sac conjonctival.

L'opération ne présente cette fois aucune difficulté, la ponction et la contre-ponction des membranes furent faites avec une égale facilité, et elles furent suivies de l'issue d'une petite quantité de liquide citrin, qui se répandit à la surface de la conjonctive.

La détente de l'œil fut immédiate, la consistance diminua aussitôt et les douleurs disparurent.

Le 29 novembre, la malade a pu dormir toute la nuit, ce qui ne lui était pas arrivé depuis longtemps. Elle n'éprouve plus de douleur, mais se préoccupe un peu de son drain, bien qu'il ne détermine par sa présence, ni gêne ni réaction inflammatoire. La cornée si opaque la veille commence à s'éclaircir. Les contours de la pupille, qu'on ne voyait que vaguement la veille, sont aperçus distinctement. L'humeur aqueuse recouvre sa limpidité habituelle. La vue, qui était complètement perdue depuis 15 jours (14 novembre), revient peu à peu. La malade perçoit la lumière à 20 pieds.

Le 10 décembre, l'amélioration va s'accentuant tous les jours. Les douleurs ne reparaissent pas, la cornée s'éclaircit, l'acuité visuelle augmente, et la malade compte difficilement les doigts à 0,14 cent.

Le 22 décembre, l'état est toujours satisfaisant, le drain ne donne lieu à aucun phénomène d'irritation, l'acuité visuelle n'a pas augmenté, mais elle reste stationnaire, la malade compte les doigts à 0,14 cent. La consistance du globe oculaire ne dépasse pas celle du côté sain.

Le 4 janvier, les douleurs ne sont pas revenues, l'état de la malade est satisfaisant. Elle peut aller et venir, sans que le drain la gêne, elle a pourtant de la tendance à se préoccuper « de ce qu'on lui a mis dans l'œil. » Elle est pourtant très-heureuse du résultat et regrette de ne pas s'être fait soigner plus tôt.

Obs. IV. — Madame Bouland, 47 ans, demeurant à Passy, arrivé à la Clinique de M. de Wecker, le 20 nov.

La consistance énorme de son œil droit, les douleurs violentes dont il est le siége, les troubles de la cornée, de l'humeur aqueuse et de l'humeur vitrée, la dilatation et l'immobilité de la pupille, l'excavation papillaire constatée à l'ophthalmoscope, et l'absence de perception lumineuse de ce côté, permettent de conclure à un glaucome absolu d'O. Dr.

Séance tenante on lui pratique la sclérotomie, à la partie supérieure du globe oculaire, dans un point très-rapproché de l'équateur de l'œil.

Cette opération amène un soulagement momentané, et les douleurs reviennent trois ou quatre jours après.

Le 30 novembre, on lui place un drain filiforme à la partie supérieure de la cornée dans la zône physiologique de filtration, dans la région scléro-cornéenne, mais le drain détermine des phénomènes d'irritation assez intense pour qu'il faille l'enlever 48 h. après.

Le 6 décembre, sur les instances de la malade, on applique de nouveau le drain, mais cette fois, non plus dans la cornée, mais bien dans la sclérotique en bas et en dehors, entre le muscle droit externe et droit inférieur. Placé à ce niveau, le drain n'es pas supporté, il survient de la rougeur, du larmoiement, et il est retiré le 10 décembre, après être resté quatre jours en place.

Bien que son séjour à travers les membranes n'ait pas été de longue durée, le drain a pourtant procuré à la malade un calme de plusieurs jours. Depuis les douleurs ont reparu, et si elles persistent, on essaiera une troisième tentative de drainage, qui peut-être sera fructueuse. Cette malade est d'une susceptibilité extrême, et toutes les fois qu'on veut toucher à son œil, elle se plaint avec une intensité qui n'est nullement en rapport avec le mal qu'on peut lui faire.

Obs. V. — M. Gérard, 50 ans, ancien soldat, demeurant à Grenelle, a été opéré de la cataracte sur O. Dr, en 1865, par extraction. Les résultats de cette opération ne furent pas des plus heureux, car il survint rapidement des phénomènes glaucomateux, qui amenèrent bientôt la perte complète de la vision. Le malade entre, au mois de mars 1866, à l'hôpital Beaujon dans le service du Dr Richard, qui lui pratique une large iridectomie.

Les suites de cette opération furent ce qu'elles devaient être, c'est-à-dire, que les phénomènes douloureux disparurent vite, et que, pendant une période de six années, le malade put se croire complétement guéri.

Depuis quatre ans, l'œil est redevenu le siége de douleurs extrémement vives, qui surviennent tous les 2 ou 3 mois et qui durent chaque fois 4 ou 5 jours. Mais dans ces derniers mois, les accès sont plus longs et plus rapprochés, et depuis quelques jours, la rémission est tellement faible, qu'on peut dire que les douleurs sont continuelles. Le malade a perdu l'appétit, et a été obligé de se renfermer chez lui. Voyant que loin de s'améliorer, son état va s'aggravant de jour en jour d'avantage, le malade se présente à la Clinique de M. de Wecker le 14 novembre 1876, afin d'y suivre un traitement.

A cette date, le globe oculaire Dr. offre une consistance vraiment pierreuse. La cornée est le siége d'opacités multiples, les milieux liquides de l'œil ont perdu leur transparence normale. Toute perception lumineuse a disparu. Il s'agit évidemment d'un glaucome absolu.

Le même jour, on lui applique un drain filiforme dans la sclérotique, en haut et en dehors, entre les muscles droit externe, et Dr. supérieur, La contre-ponction est immédiatement suivie de l'issue d'un peu de liquide citrin.

La consistance du globe oculaire diminue tout de suite après l'application du fil, l'œil n'a plus cette dureté qu'il présentait naguère, les douleurs ont disparu.

Le drain ne détermine aucune irritation secondaire appréciable, et le 24 novembre on peut constater que la cornée s'est considérablement éclaircie, que l'humeur aqueuse est moins trouble. Les douleurs ne sont pas revenues, et la consistance du globe oculaire ne dépasse pas celle de l'œil sain.

Les choses allaient pour le mieux grâce à la présence du drain, quand tout d'un coup, le 29 novembre, les douleurs reparaissent et le globe oculaire reprend sa dureté première. Voyant qu'il n'avait plus d'action, M. de Wecker se proposait d'enlever le fil, quand l'idée lui vint que la filtration pourrait bien se trouver suspendue, et que de cette suspension résultait l'ensemble des phénomènes qu'on voyait se reproduire. Il saisit alors une petite pince, et se mit à tirer sur le drain, à le faire glisser d'un orifice vers l'autre. Cette manœuvre fut suivie de l'issue de quelques gouttes de sérosité. La consistance de l'œil diminua, et les douleurs se calmèrent.

Depuis ce moment l'état du malade avait toujours été satisfaisant, quand le 20 décembre, il survint du larmoiement, sans toutefois qu'il y eut trace d'irritation. Pas de rougeur ni de vascularisation anormales. Néanmoins on retire le fil, le même jour, et tout rentre dans l'ordre.

Le malade reste ainsi 15 jours, et le 4 janvier 1877, les douleurs étant revenues, et l'œil ayant repris une grande dureté, on lui place un drain filiforme en bas et en dehors, dans la sclérotique, vers l'équateur de l'œil.

A peine l'aiguille a-t-elle pénétré à travers les membranes oculaires, qu'il s'écoule par son extrémité postérieure un liquide incolore, sous forme de véritable jet. La consistance de l'œil est diminuée aussitôt et les douleurs sont calmées.

Le drain ne donne lieu à aucune irritation immédiate, et le malade le supporte très-bien, ainsi qu'on a pu le constater la dernière fois qu'il s'est présenté à la clinique, le 6 janvier 1877.

Obs. VI. — Madame Delatouche, 63 ans, de Merobert (Seine-et-Oise), entre à la clinique de M. de Wecker, le 30 novembre 1876. Depuis le mois d'août dernier, la malade se plaint de fortes douleurs périodiques, éclatant par accès, et qui ont débuté par l'œil gauche. Un mois après, l'œil droit était également atteint, et en même temps que ces douleurs se produisaient, la vue baissait peu à peu, les objets paraissaient irisés, et aujourd'hui la malade est à peu près complètement aveugle.

Les deux yeux sont très-durs au toucher. Leur consistance rappelle celle d'une bille d'ivoire. L'œil gauche, qui a été le premier atteint, est encore plus dur que l'œil droit. Les deux cornées ont perdu leur transparence habituelle, elles sont sillonnées de bandelettes opaques. L'humeur aqueuse est trouble, le fond de l'œil est verdâtre. Les pupilles sont largements dilatées, et se montrent insensibles à l'excitation de la lumière.

A droite et à gauche. Perception lumineuse à 20 pieds. A l'ophthalmoscope, larges excavations des deux pupilles, plus |marquée à gauche. En présence de ces signes on peut conclure à un glaucome double, plus avancé sur O. G.

Le même jour on pratique sur O. Dr. une large iridectomie

en haut, et on applique sur O. G. un drain filiforme, dans la sclérotique en haut et en dehors, entre les muscles dr. externe et dr.
supérieur, vers la région équatoriale de l'œil. De cette façon on
pourra comparer les résultats des deux opérations.

La malade éprouve un soulagement immédiat, et peut reposer
la nuit.

Le 1er décembre. Il n'est survenu ni douleur, ni irritation. La
dureté énorme que les deux globes oculaires présentaient la veille
a totalement disparu, et on peut constater par la palpation alter-
native des deux organes, que l'O. G. qui porte le drain, est manifestement plus mou que l'O. Dr, qui a subi l'iridectomie, au lieu
que c'était le contraire avant l'opération.

Le 4. Les cornées s'éclaircissent d'une façon notable. La cornée
gauche s'éclaircit plus rapidement que la cornée droite. L'humeur
aqueuse devient des deux côtés plus limpide, la vue s'améliore,
l'acuité visuelle augmente, et la malade distingue à présent les
doigts à 0,30 c. La consistance du globe oculaire est toujours
moindre à gauche qu'à droite. Les douleurs ont totalement disparu,
et le drain ne donne lieu à aucun phénomène irritatif.

Le 10, l'amélioration continue, les milieux réfringents de l'œil
s'éclaircissent de plus en plus, les objets deviennent plus distincts.
L'acuité visuelle augmente, la malade voit bien les doigts à
0,80 cent.

Le 20, la malade n'éprouvant plus aucune douleur, et voyant
que le mieux s'accentue tous les jours d'avantage, retourne dans
son pays. Le drain ne donnant lieu à aucune gêne et ne produi-
sant aucune irritation, est laissé en place, seulement on recom-
mande à la malade de revenir d'ici quelque temps, et de se faire
enlever le fil, si son œil venait à s'enflammer.

Obs. VII. — M. Joannès, 35 ans, rue Sibour, 4, se présente à
la Clinique de M. de Wecker, le 11 avril 1876.

A cette époque, on constate tous les signes d'un glaucome
double. L'œil gauche est complètement perdu pour la vision, il
n'a aucune perception lumineuse, présente une consistance
énorme, et est le siége de douleurs ciliaires violentes.

L'œil droit baisse de jour en jour, il compte les doigts à 0,40 c. mais il n'y a pas de douleur appréciable.

On pratique une large iridectomie sur l'œil droit, afin d'empêcher la vision de se perdre tout à fait.

Cette opération ne donne pas d'amélioration bien notable. Le malade compte les doigts à 1 mètre.

Le 3 mai, pour combattre les douleurs persistantes de l'œil gauche, on met un drain dans la partie supérieure de la cornée, sur la ligne médiane. Mais il ne reste que 12 jours en place, à cause de l'irritation qu'il détermine, et on le retire le 15 mai. Les douleurs disparues à la suite de l'opération ne reviennent pas.

Le 4 décembre, le malade revient à la clinique pour son œil droit, dont la vue baisse sensiblement, malgré l'iridectomie qu'on lui a pratiquée le 11 avril dernier. Le globe oculaire est dur, résistant au toucher, l'humeur aqueuse. est trouble, l'œil est terne. De plus, depuis quelque temps, il est survenu des douleurs ciliaires violentes.

OD Hm 2 S = I⧸20. Compte les doigts à 0,80 cent.

M. de Wecker place un drain filiforme à la partie supérieure et externe de la sclérotique, dans le cul de sac de la conjonctive.

Le 5. On ne constate aucune réaction, et l'œil a perdu cette dureté qu'il avait la veille. Les milieux réfringents deviennent plus limpides. Le malade compte bien les doigts à 1 mètre. Les douleurs ont tout à fait disparu.

Le 10. Toujours pas d'irritation secondaire. Les douleurs ne reparaissent pas. Le malade peut voir l'heure à la montre.

Le 12. Le malade se trouve bien et veut revenir à ses occupations. Comme réfraction et acuité visuelle, même état qu'avant le drainage.

ODr Hm 2 S = 1⧸20.

Mais les douleurs ont cessé d'exister, et le malade ne demande qu'une chose, c'est que le statu quo se maintienne.

Obs. VIII. — M. Boulanger, 48 ans, sculpteur, demeurant à Vanvres, se présente à la clinique de M. de Wecker, le 8 janvier 1874. A cette époque on constate tous les signes d'un glaucome double, qui avait déjà produit des troubles considérables de la vision, comme réfraction et acuité visuelle.

$$OD\ Em\ \ S = 1_{|}10$$
$$OG\ Hm\ \ S = 2_{|}5$$

On lui pratique séance tenante, deux iridectomies, l'une à droite, l'autre à gauche. A la suite de cette double opération, la maladie semble s'arrêter, la vue se maintient stationnaire, mais la section sur l'O Dr. se cicatrise en prenant l'aspect des cicatrices cystoïdes. Il se forme une sorte de bourrelet saillant, l'œil reste dur, et la vue recommence rapidement à décroître, en même temps qu'il survient des douleurs ciliaires périodiques. La vision baisse plus rapidement à Dr. qu'à G.

Le malade revient à la clinique le 27 décembre 1876. A cette époque, l'œil droit est très-dur au toucher, les milieux réfringents de l'œil, sont troublés dans leur transparence. A la partie supérieure du globe oculaire, un bourrelet saillant, marque l'emplacement de l'ancienne iridectomie. Cet œil est le siége de douleurs violentes, et en fermant l'œil gauche, le malade ne peut compter les doigts qu'à 0,20 cent. La vision a donc sensiblement baissé, malgré l'iridectomie; on lui place un drain filiforme en haut et en dehors, dans la sclérotique entre les muscles dr. supérieur, et dr. externe. Il ne survient rien de particulier pendant cette opération, si ce n'est qu'il se produit un chémosis assez considérable, dû à un épanchement sanguin sous-conjonctival, qui a lieu au moment de la contre-ponction.

Les suites du drainage donnèrent un prompt résultat. Il n'y eut pas de réaction inflammatoire, les douleurs disparurent en même temps que la consistance du bulbe oculaire diminua, et la cicatrice cystoïde signalée à la partie supérieure de l'organe qui était si tendue et si saillante avant l'application du drain, s'affaissa, s'aplatit, en même temps qu'elle prenait un teint mat et comme marbré. Tout alla pour le mieux jusqu'au 6 janvier 1877, où il survint quelques légers symptômes d'irritation, qui nécessitèrent l'ablation du drain. Les douleurs qui étaient si vives avant le drainage, avaient néanmoins disparu, et la cicatrice était très-affaissée.

Grizou.   5

Par les faits qui précèdent, on voit qu'il n'est pas indifférent d'appliquer le drain en haut ou en bas ; dans la sclérotique ou dans la cornée. Appliqué dans cette dernière membrane, le fil n'est généralement pas supporté. Cependant, on peut voir à la clinique de M. de Wecker une malade qui depuis dix mois, porte un drain dans la cornée gauche pour une scléro-choroïdite antérieure. Le résultat est des plus satisfaisants, et l'œil a considérablement diminué de volume.

Une fois en place, le drain filiforme agit avec une grande rapidité. La détente de l'œil est rapidement obtenue, ce qu'on peut constater non-seulement par la diminution de la consistance du globe oculaire, mais encore par l'éclaircissement rapide de la cornée et des milieux de l'œil.

Il est permis de voir dans le drainage un moyen efficace de traitement contre le glaucome, puisque dans la plupart des cas cités, l'iridectomie avait été pratiquée une et même deux fois, sans résultat appréciable.

Le drainage a été appliqué au traitement des décollements de la rétine, puisqu'il est indiqué toutes les fois qu'on veut débarrasser la coque oculaire d'un liquide anormalement contenu. Les résultats dans ces derniers cas ont été, pour la plupart, très-satisfaisants.

DU DRAINAGE

Toutes les fois qu'un liquide, disait de Graefe, s'interpose entre la chroroïde et la rétine, de façon à les tenir séparés, il y a *décollement.*

Le décollement de la rétine était connu bien avant la découverte de l'ophthalmoscope. Les anciens le désignaient sous le nom d'hydropisie sous-rétinienne, sous-chroroïdienne, de retina tremulans, Zinn, Scarpa, Wares, Wardrop se sont particulièrement occupés de la question, mais sans pouvoir en donner des notions bien précises.

Jacobson et Mirault ont fait un mémoire sur ce sujet. Mackensie attribue le décollement à une inflammation de la chroroïde.

Sichel en fait mention dans son mémoire sur le glaucome (Bruxelles 1842), puis il donne une description parfaite de la maladie dans son Iconographie ophthalmologique, et il décrit le traitement chirurgical qu'il lui oppose dans la Clinique européenne (1859).

De Graefe s'est longuement occupé de la question, et en parle à plusieurs reprises.

La physiologie du décollement de la rétine est

aussi obcure que celle du glaucome. On a cherché
à expliquer le mécanisme du décollement de plusieurs manières. Les auteurs ont admis généralement trois modes de production : décollement par
distension, par soulèvement et par attraction.

De Graefe, pour expliquer le décollement par distension, prétendait que, dans les cas de staphylôme
postérieur, la sclérotique et la chroroïde se disten-
daient peu à peu, que la rétine ne pouvant suivre
ces deux membranes dans leur accroissement, à
cause de son inextensibilité, se détachait de la choroïde, qu'il se faisait une exhalation de sérosité, et
que le décollement était ainsi produit.

Deux choses embarrassent dans cette explication.
D'abord il n'est rien moins que démontré que la
rétine soit inextensible, et puis l'instantanéité avec
laquelle survient parfois le décollement ne peut s'expliquer par un pareil mécanisme.

Iwanoff a cherché à élucider la question. Il croit
que dans la majorité des cas le décollement du corps
vitré précède celui de la rétine. S'il faut en croire
les recherches minutieuses et habiles de Henle et
d'Iwanoff, le corps vitré n'a pas de membrane enve-
loppante propre. Ce qu'on a toujours décrit sous le
nom de membrane hyaloïde, n'est autre chose que
la membrane limitante de la rétine, qui adhère au
corps vitré, quelques heures seulement après la
mort. Si l'on veut en effet avoir, après la mort, une

coupe complète de la rétine, il faut prendre soin
d'exciser une portion de toutes les membranes enveloppantes, en même temps qu'une couche adhérente
du corps vitré, qu'on détache soigneusement avec
un pinceau. Si l'on procède ainsi, on peut constater
qu'il n'existe entre la rétine et le corps vitré qu'une
seule membrane vitreuse, la membrane limitante de
la rétine. La surface du côté du corps vitré serait
lisse et régulière.

Iwanoff, le premier, au Congrès ophthalmologique
de 1867, a signalé le décollement du corps vitré.
Avant lui on ne soupçonnait pas cette lésion, dont
le rôle serait capital dans la production du décollement de la rétine.

Dans les cas de myopie progressive avec staphylôme postérieur, ou dans les cas de staphylôme sclérotical antérieur, l'axe antéro-postérieur de l'œil
s'allonge. A mesure que cet allongement se produit,
le corps vitré n'augmente pas dans la même propor-
tion. Il se produirait donc un espace vide entre le
corps vitré et la rétine, ce qui n'a pas lieu, car il
transsude un liquide séreux, qui distend les membranes et qui ne se répand pas dans le corps vitré,
mais s'accumule entre ce corps et les membranes.
Arlt avait depuis longtemps attiré l'attention sur les
différences qui existent entre le corps vitré, situé au
voisinage de l'ectasie scléroticale et celui qui oc-
cupe les autres régions. Le premier est liquéfié,

tandis que le second offre la consistance normale. Il semble que le corps vitré ne pénètre pas dans la partie ectasiée, et que le liquide qui comble cette cavité ne soit pas du corps vitré.

Ce liquide, sécrété d'une façon progressive, refoule le corps vitré en avant, mais il arrive un moment où ce dernier ne se laissant plus comprimer, réagit sur la rétine, la distend, la déchire et vient faire irruption entre la chroroïde et la rétine, qu'il soulève sous forme de poche.

La rupture de la rétine se trouve préparée d'avance par les modifications que cette membrane a subies, depuis qu'elle est décollée du corps vitré. Tant qu'elle est en contact avec ce corps, la membrane limitante qui est la partie la plus résistante de la rétine, est lisse et unie. Mais dès qu'elle est séparée du corps vitré, elle présente des soulèvements, des irrégularités qui diminuent singulièrement sa résistance. Ce qui favorise encore la déchirure de la rétine, ce sont les adhérences intimes qui s'établissent entre cette membrane et la périphérie du décollement du corps vitré.

Iwanoff, pour appuyer cette théorie sur le mode de production du décollement, a démontré l'identité des liquides placés en avant et en arrière de la rétine décollée. Ils renferment des masses coagulables, ordinairement jaunes, plus ou moins foncées, parfois riches en cristaux de cholestérine et d'hématine, et contiennent un grand nombre de cônes et de bâtonnets arrachés au moment où la rétine s'est séparée de la couche épithéliale, qui est restée adhérente à la choroïde. De la choroïde, on ne trouve dans le liquide que des cellules épithéliales éparses et dégénérées, se montrant sous l'aspect de cellules grumeuses.

Ce qui plaiderait encore en faveur de la théorie d'Iwanoff, c'est qu'elle rend très-bien compte de l'apparition instantanée du décollement, puisque ce serait le liquide, primitivement accumulé au devant de cette membrane, qui la rompt et fuse derrière elle pour la détacher.

La deuxième catégorie de décollement constitue le décollement dit par soulèvement. Il peut se produire de deux manières différentes : 1° il peut résulter d'un épanchement de sang ou de sérosité; 2° ou être amené par le développement d'une tumeur.

Dans cette variété de décollement, le détachement préalable du corps vitré est encore nécessaire, à moins que l'on n'admette sa résorption instantanée, ce qui n'est guère admissible. A la suite d'issue du corps vitré, on voit des décollements de la rétine se produire. On a cru pendant longtemps que si, après une opération de cataracte, avec perte de corps vitré, l'œil reprenait son volume normal, c'était d'abord par le rétablissement de la chambre antérieure, au moyen de l'humeur aqueuse qui était sécrétée de nouveau, et en outre, par la sécrétion d'un liquide dans le segment postérieur de l'œil, c'est-à-dire dans le corps vitré. Les choses semblent se passer autrement. Quand le corps vitré sort de l'œil, il s'est préalablement détaché vers le pôle postérieur, autour de la papille. Le corps vitré ne se reproduit pas. Il s'interpose entre les parties décollées, un nouveau liquide, qui, avec l'humeur aqueuse sécrétée de nouveau, conserve à l'œil sa forme et sa consistance normales.

Iwanoff a démontré qu'il n'était même pas nécessaire, pour avoir un décollement, que le corps vitré sorte. Quand l'humeur aqueuse sort brusquement avec le cristallin, il survient dans l'œil une détente subite, qui suffit à elle seule pour amener un décollement circonscrit du corps vitré.

Le décollement du corps vitré une fois produit, comment se fait le décollement de la rétine ? Il faut faire intervenir une cause auxiliaire. Dira- t-on que le nouveau liquide, secrété entre le corps vitré et la rétine, n'ayant pas la même densité que le corps vitré, offre un support moins résistant à la rétine, qui se décolle ? Admettra t-on qu'il se fait une traction directe sur la rétine, par rétraction du corps vitré ? On peut poser les questions, mais sans avoir la prétention de les résoudre,

Si l'on admet que l'épanchement de sang ou de sérosité soulève la rétine, il faut admettre, vu la ra-

pidité avec laquelle se produit parfois le soulèvement, la résorption instantanée du corps vitré. Quand
le décollement est produit par une tumeur, il semble
que le phénomène ne soit pas dû uniquement à ce
que le néoplasme se coiffe de la rétine et la refoule du côté du corps vitré. Les choses paraissent
avoir un mécanisme plus complexe qui aurait besoin d'être élucidé.

La 3° variété de décollement constitue le décollement dit par attraction. C'est celui qui se produit à
la suite d'une inflammation du corps vitré, et par
suite des rétractions qu'il éprouve. Il s'est établi des
adhérences entre le corps vitré et la rétine, et quand
le corps vitré, se transformant en tissu cellulaire, se
rétracte, il attire à lui la rétine, qui se détache de la
choroïde. Comme il y a alors entre ces deux membranes une tendance au vide, il se produit une exhalation rapide de sérosité dans la poche rétinienne.
A la suite de la pénétration de corps étrangers, il
se produit dans le corps vitré, à l'entour du corps
vulnérant un véritable abcès enkysté, sans aucune
communication avec l'extérieur. Le contenu se ré-
sorbe et les parois revenant sur elles-mêmes attirent
le corps vitré environnant, et comme ce dernier a
contracté des adhérences avec la rétine, cette dernière membrane se trouve attirée et décollée.

Il faut avouer que la physiologie du décollement
est passablement obscure et embarrassante. Peut-

être à force de vouloir multiplier le mécanisme de sa production, n'est-on arrivé qu'à semer de nouvelles difficultés.

Dans ces derniers temps, M. Poncet, a repris l'étude de la question, et il croit être en droit de conclure, à la suite de ses recherches sur l'anatomie pathologique de la rétine, que les trois modes de décollement admis par la plupart des auteurs, paraissent au fond n'en former qu'un seul. Les analyses ont été faites par la méthode histologique employée au Collége de France. M. Poncet rejette la division classique des décollements par distension, par soulèvement et par attraction. Il croit que l'évolution du décollement est unique. Dans son mémoire lu à la Société de biologie dans sa séance du 25 octobre 1873, l'auteur résume ainsi la physiologie de cette affection : sécrétion d'un liquide séreux, albumineux entre la lame élastique de la choroïde et la rétine, desquamation de l'épithélium polygonal, altération d'un grand nombre d'éléments rétiniens, migration des produits colloïdes et du liquide dans le corps vitré. La rétine se tasse derrière le cristallin, lequel subit bientôt la métamorphose graisseuse ; au dernier degré de l'affection la choroïde elle-même se détache de la sclérotique en plusieurs points. La caracte se lie presque toujours aux degrés ultimes.

Le drainage n'a pas donné de renseignements

nouveaux, sur la physiologie du décollement, mais on peut dire qu'il a enrichi sa thérapeutique, d'un mode précieux de traitement.

Les résultats obtenus dans cette dernière affection sont si peu satisfaisants qu'elle est regardée comme très-grave, et on peut même dire, comme à peu près incurable. Cependant, il faut l'avouer, on a vu des cas de guérison spontanée, mais ces exemples heureux sont tellement rares dans la science, qu'ils ne peuvent suffire pour modifier la gravité habituelle de cette maladie.

Pendant très-longtemps on ne lui a opposé qu'un traitement médical. On s'adressait à la méthode spoliatrice et antiphlogistique on appliquait des sangsues aux apophyses mastoïdes, on faisait fonctionner la ventouse Heurteloup, ou bien on avait recours aux dérivatifs sur le tube digestif, ou aux altérants tels que sublimé, calomel, etc. Mais ces moyens pharmaceutiques et destinés à agir à distance, étaient d'ordinaire plus qu'insuffisants. Aussi Sichel (1859) songea-t-il à trouver un traitement chirurgical, qui s'adresserait directement au décollement. C'est lui, le premier qui proposa et pratiqua la ponction de la sclérotique, et l'évacuation du liquide. Malheureusement une fois que la poche rétinienne est vidée, toutes les conditions se trouvent réunies pour que le liquide se reproduise. On enlève en effet, une certaine quantité de sérosité, dont la disparition sou-

daine amène une tendance au vide dans l'intérieur
de l'œil, et par là même une prompte exhalation séreuse des vaisseaux sanguins, d'où reproduction de
l'épanchement.

De Græfe, ayant remarqué que certains décollements guérissaient spontanément, crut que ce résultat tenait, à ce qu'il s'établissait une communication
entre la rétine et le corps vitré. Dès lors il songea à
ponctionner le décollement par le corps vitré de façon
à faire passer le liquide du décollement dans le corps
vitré. De pareilles tentatives ne furent pas toujours
couronnées de succès, car ainsi que l'ont démontré
Iwanoff et Gouvéa, il y a tout intérêt à ménager le
corps vitré, puisque bien des fois, c'est sa rétraction
qui amène le décollement de la rétine. C'est dans le
but d'éviter l'inflammation du corps vitré que M. de
Wecker a modifié le procédé de de Græfe et qu'il
ponctionnait le décollement à travers la sclérotique
sans toucher au corps vitré.

On a aussi appliqué l'iridectomie au traitement du
décollement de la rétine. Il résulte des dernières
recherches anatomo-pathologiques sur cette affection, que le liquide sous-rétinien a de la tendance à
s'accumuler vers le corps ciliaire et qu'à ce niveau
il forme souvent une sorte de bourrelet. Par l'iridectomie, on sectionne le ligament pectiné irido-cor-
néen et la sclérotique, vers le canal de Schlemm.
Il s'établit dès lors, d'après Poncet, une filtration

facile du liquide à travers les procès ciliaires et la plaie, en même temps qu'une autre communication existe avec la chambre antérieure.

Tous ces moyens de traitement étaient plus qu'insuffisants, et ne donnaient pas grand résultat, quand M. de Wecker pour obtenir l'évacuation du liquide et en empêcher l'accumulation, a eu l'ingénieuse idée de pratiquer le drainage de la poche rétinienne. Le drain filiforme, appliqué au traitement du décollement de la rétine offre de sérieux avantages. Il évacue le liquide. Une fois le siége du décollement bien déterminé, un fil d'or introduit à travers la sclérotique et la choroïde amène sûrement la filtration du liquide. Une fois évacué, le liquide ne peut pas se collecter et distendre de nouveau la poche, puisque le fil assure son écoulement au fur et à mesure qu'il se reproduit. Le drainage réunit donc toutes les conditions pour que son application soit efficace.

Si l'on veut avoir un résultat rapide et très-marqué, il faut avoir recours de concert avec le drainage, à des adjuvants et principalement au repos au lit, dans le décubitus dorsal. Cette position permet à la rétine de revenir sur la choroïde à mesure que le liquide s'écoule. De plus quand le malade est au repos, la rétine décollée ne subit pas de déplacement et ne flotte pas, comme cela arrive pendant la marche, ou quand l'œil exécute quelque mouvement.

Cette influence du repos est des plus manifestes, et les malades eux-mêmes observent très-bien que le matin à leur réveil, la vue est meilleure que quand ils sont levés depuis quelque temps. Cette différence s'accentue encore davantage si les malades circulent un peu. Cette différence peut tenir aussi aux flocons qui se trouvent dans le corps vitré, et qui accompagnent d'ordinaire les décollements rétiniens. Pendant le repos, ces flocons entraînés par leur propre poids, gagnent les parties déclives et ne gênent pas la vision, tandis que pendant la marche, ils se mettent en mouvement et encombrent le champ visuel.

Ainsi qu'on pourra en juger par les observations suivantes, il n'y a pas une relation nécessaire et constante entre l'acuité visuelle et les dimensions du champ visuel. On voit bien souvent le champ visuel s'agrandir considérablement; alors même que l'acuité visuelle reste stationnaire. Cela peut tenir à ce qu'il y a des éléments rétiniens, cônes et bâtonnets, qui ont disparu et qui sont tombés dans le liquide du décollement, et de plus que l'engrénement des bâtonnets ne se fait plus si bien qu'à l'état normal. La rétine se rapprochant de la choroïde, le champ visuel augmente, parce que les rayons lumineux, qui précédemment se perdaient dans le liquide sous-rétinien, sont maintenant perçus par la rétine, mais l'acuité visuelle n'augmente pas, parce que la sensibilité de cette membrane est moindre à cause des éléments propres qui font défaut ou qui ont perdu leurs rapports normaux.

Quoiqu'il en soit le drainage, dans les cas de décollement de la rétine, a donné des résultats généralement satisfaisants, et alors même qu'il ne produirait pas une grande amélioration, il faudrait s'estimer très-heureux, s'il pouvait maintenir la maladie dans une position stationnaire. Alors même que le drainage ne ferait qu'empêcher le décollement de s'accroître, il réaliserait déjà un grand avantage, puisque avec les autres moyens de traitement, il est rare qu'on arrête la maladie daus sa marche fatalement progressive. Il aurait, sous ce rapport, une grande analogie avec l'iridectomie dans les cas de glaucôme chronique, où l'excision de l'iris ne rend pas la vision qui est déjà perdue, mais empêche celle qui existe de disparaître. Ce qui ne manquerait pas de se produire, si les choses étaient livrées à elle-même.

Cependant, dans bon nombre de cas, une améliotion sensible a été obtenue. Ce n'est pas après une expérimentation de quelques mois, qu'on peut juger définitivement la valeur du drainage.

Voici les quelques cas de décollement dans lesquels le drainage a été pratiqué. Le champ visuel permet de voir d'un coup d'œil les modifications survenues par suite du traitement. Il a été pris au

moyen du campimètre de M. de Wecker. A l'aide de
calculs très-simples, on transforme le champ visuel
campimétrique en champ visuel périmétrique.

Obs. I. — M. Moulin, 44 ans, maraîcher, demeurant à Grenelle,
avait toujours eu une bonne vue, quand le 8 août 1876, sans
cause appréciable, il remarque que son œil droit se brouille. En
fermant l'œil gauche, et en essayant de distinguer avec son O.
Dr., seulement il constate qu'il a comme un nuage qui gêne la vision et lui masque les objets. Ces derniers lui apparaissent incom-
plets. Espérant que ces troubles ne seront que passagers, le malade
ne s'en préoccupe pas beaucoup, mais au bout d'une quinzaine
de jours, voyant qu'au lieu de s'améliorer, sa vue baisse de plus
en plus, et que de son O. Dr., il ne peut distinguer les objets, à
moins de les rapprocher beaucoup, il se présente à la clinique de
M. de Wecker le 26 août 1876.

A cette époque l'aspect de l'œil est normal. Aucun signe extérieur appréciable. Il n'y a aucune douleur. Seulement les objets
apparaissent au malade comme échancrés. C'est leur partie interne
qui manque. L'acuité visuelle est bien diminuée sur l'œil malade.
De l'O. Dr., le malade compte à peine les doigts à 0,40 cent.

$$\text{OG} \quad \text{Em} \quad \text{S} = 1.$$

Le champ visuel (V. Pl. I) n'existe pas à la partie interne et inférieure. Il ne dépasse pas à ce niveau le point central de fixation.

A l'ophthalmoscope, on peut constater la présence de larges
flocons dans le corps vitré qui n'a pourtant pas perdu sa transparence.

La papille apparaît assez facilement malgré les flocons, et ne
présente aucune modification bien appréciable.

A la partie supérieure et externe de l'œil, la teinte rosée habituelle a disparu, et on peut constater une saillie grisâtre qui n'est
autre chose qu'un décollement de la rétine.

Le même jour, (26 août) M. de Wecker place un drain filiforme
dans la sclérotique en bas et en dehors, au niveau de la région
équatoriale de l'œil, entre les muscles Dr. externe et Dr. inférieur.

La ponction des membranes est suivie de l'issue d'un liquide citrin, qui s'écoule en assez grande quantité et qui se déverse à la surface de la conjonctive bulbaire.

Le pont sclérotical compris entre le point de ponction et de contre-ponction présente une étendue de 1 cent. environ.

Le malade retourne chez lui avec un carré de soie sur son œil, et revient le lendemain 27 août. Le drain n'a donné lieu, par sa présence, à aucune irritation. La vue s'est notablement éclaircie, le malade distingue mieux les objets, le nuage dont il se plaignait, et qui gênait la vision, diminue sensiblement.

Le 30 août, il n'y a toujours pas de réaction inflammatoire. L'amélioration va croissant, le champ de la vision s'agrandit, l'acuité visuelle augmente.

Le 2 septembre, l'examen fonctionnel de l'organe, donne les résultats suivants : ODr Em S = 1|10. L'acuité visuelle a gagné beaucoup, puisque le malade comptait à peine les doigts à 0,40 cent., avant l'opération.

Le champ visuel, qui en bas et en dedans, ne dépassait pas le point de fixation, s'est en grande partie rétabli. (V. Pl. 2).

Le 12. Le malade est toujours satisfait. Depuis quelque temps, il ne remarque pas de progrès bien sensibles, mais la vue se maintient, et il n'est nullement gêné par le drain.

Le 4 janvier, le résultat reste le même, la vue ne semble guère gagner à présent, et semble se maintenir au même point. Quoi qu'il en soit, les suites de l'opération sont satisfaisantes, et il serait à désirer que les choses se maintiennent dans cet état.

Obs. II. — M. Spiganowitsch, 45 ans, d'Odessa, arrivé la clinique de M. de Wecker le 17 octobre 1876.

Ce malade a toujours eu la vue très-basse, et ne pouvait lire que de très-près. La myopie a surtout fait des progrès rapides depuis 1872. Au mois de mars de cette année, un brouillard épais descendit au-devant de son œil gauche, et apporta une gêne considérable à la vision de ce côté. Cependant le malade pouvait encore, quoique imparfaitement, distinguer les objets avec cet œil-là, mais un an après, au mois de mars 1873, il survient des opacités dans le cristallin, qui se sont révélées au malade sous forme de mouches volantes ; la dégénérescence de la lentille marche assez rapidement, et huit mois après le malade ne pouvait absolument rien distinguer avec son œil gauche.

Heureusement l'œil droit était intact, mais la myopie de ce côté faisait. également des progrès marqués. Le malade constatait qu'il était obligé de rapprocher les objets très-près, et de fixer avec une grande attention pour arriver à les distinguer. Au mois de mai 1876, un brouillard, semblable à celui qui était descendu sur l'œil gauche, passa sur l'œil droit. La vision se trouva singulièrement diminuée. Le malade suivit un traitement à Odessa, et voyant qu'il n'y avait pas d'amélioration dans son état. et en appréciant toute la gravité, il se décida à venir à Paris, réclamer les soins de M. de Wecker. Il arriva à sa clinique le 17 octobre 1876.

A cette date, les globes oculaires ne présentent, à simple vue, rien d'anormal. Pour des yeux myopes, il s'en faut qu'ils soient saillants, ils sont plutôt petits, et enfoncés dans l'orbite. Sur l'œil gauche, la noirceur que présente d'ordinaire la pupille est remplacée par une teinte grisâtre, due au cristallin cataracté. Les opacités ont envahi toute la lentille. De cet œil-là le malade perçoit la lumière à 20 pieds.

Au premier abord l'œil droit paraît absolument sain, rien d'anormal dans la cornée, l'iris. Il n'y a pas d'opacités cristaliennes. La vue est très-mauvaise S = 1/20.

Comme réfraction ODr. Em.

A l'ophthalmoscope on constate de larges flocons dans le corps vitré qui gênent passablement l'examen. Cependant on peut voir la papille, et un staphylome postérieur assez étendu.

En haut et en dehors, la couleur rosée et uniforme que présente l'intérieur de l'œil est remplacé par un soulèvement d'un bleu ardoisé, irrégulier, sur lequel les vaisseaux décrivent des courbes brusques, et présentent une teinte bien plus foncée que sur le restant de la rétine.

Le champ visuel (V. pl. 3), manque en bas et en dedans. On laisse reposer le malade pendant quatre jours et le 21 octobre 1876, on lui place un drain filiforme sur l'œil droit dans la sclérotique, en bas et en dehors, entre les muscles droit inférieur et droit externe, au fond du cul-de-sac de la conjonctive. Les membranes occulaires sont comprises dans une étendue de un centimètre et demi entre les orifices d'entrée et de sortie du fil, et ces derniers sont placés dans la direction d'une ligne, allant d'arrière en avant et un peu de haut en bas. La contre-ponction est accompagnée de l'issue d'un liquide, légèrement teinté, présentant une couleur jaune ambrée, qui s'écoule à la surface de la conjonctive.

Le lendemain de l'opération, le 22 octobre on peut constater que le drain n'a donné lieu à aucune irritation, ni aucune douleur. Le malade éprouve un changement notable dans son état, et s'aperçoit que sa vue s'améliore sensiblement. Le brouillard qui le gênait tant la veille, est moins épais et moins étendu.

Le 4 novembre ; l'œil droit conserve toujours son aspect normal, malgré la présence du fil, l'amélioration s'accentue ; on extrait la cataracte de l'œil gauche par le procédé de Graefe.

Le 24 novembre ; la vue s'améliore de plus en plus sur l'œil droit. La myopie revient, ODr M. 5. S=1/10. L'acuité visuelle a doublé depuis le jour de l'opération ; le malade lit de le 1,25 de Snellen à 0,14 cent.

Le champ visuel (V. Pl. 4). s'est en grande partie rétabli.

Le 30 novembre, l'état est de plus en plus satisfaisant. A présent que la cataracte est enlevée on peut constater, sur l'œil gauche un décollement presque complet de la rétine ; le malade, en présence des résultats obtenus sur l'œil droit, voudrait bien qu'on lui place un drain sur l'œil gauche mais il est obligé de repartir à cause des bruits de guerre qui circulent, Odessa étant encombrée par les troupes Russes.

Au dernier examen, ODr M. 5.

S=1/5 difficilement.

De près lit le 1 de Snellen à 0,14 centimètres.

L'acuité visuelle qui était de 1/20 avant l'opération est de 1/5 aujourd'hui, ce qui constitue une grande amélioration. Le malade s'aperçoit bien de cet heureux changement, et à sa grande satisfaction, il a pu lire son passeport ; les effets que le drainage a produits sur l'œil droit l'engagent à se faire opérer l'œil gauche et il promet de revenir au printemps pour qu'on lui mette un drain de ce côté.

Depuis qu'il est rentré à Odessa, le malade a écrit à M. Wecker; l'amélioration se maintient, et le drain est toujours en place sans donner lieu à la moindre gêne ni à la moindre douleur.

OBS. III. — M. Beltrani, 65 ans, de Crémone (Lombardie) se présente à la clinique de M. Wecker le 16 novembre 1876.

L'œil droit est complètement perdu pour la vision, et présente un degré avancé de phthisie.

L'œil gauche a son aspect normal, mais il ne peut distinguer les objets et ne les voit que d'une façon incomplète. Ces troubles de la vision datent du 26 octobre dernier ; avant cette époque, le malade, quoique fortement myope, n'avait pas ce nuage qui flotte aujourd'hui sur son œil gauche.

On ne trouve pas d'opacités dans le cristallin. La lentille a conservé sa limpidité et sa transparenée habituelles. On voit de nombreux flocons dans le corps vitré, ce qui gêne un peu l'examen ophthalmoscopique. Néanmoins il est aisé de constater tous les signes d'un large décollement de la rétine, qu'on rattache à la myopie progressive.

Comme réfraction O G M 12 comme acuité visuelle.

$$S = 1/5 \text{ difficilement.}$$

Le champ visuel est considérablement rétréci en bas et en dehors.

Le lendemain de son arrivée, 17 novembre 1876, on lui place un drain filiforme dans la sclérotique en haut et en dehors. Cette opération ne donne lieu à aucune irritation secondaire, ainsi qu'il est aisé de le constater le lendemain et les jours suivants.

Le 6 décembre, la myopie est toujours la même M 12 mais l'acuité visuelle a diminué. S 1/10 ; le champ visuel s'est régularisé, sans subir d'augmentation notable. (V. Pl. 6.)

Le 26 décembre, le mal restant stationnaire, on retire le drain qui ne produit aucune gêne ni aucune douleur

OBS. IV. — M. Teasdeale; 43 ans, de Northumberland (Angleterre) résidant à Galatz (Roumanie), arrive à la clinique de M. de Wecker le 29 octobre 1876.

Le malade fait remonter la série des accidents qui l'amènent à Paris à l'année 1858, dans le courant de laquelle, pendant un séjour à Constantinople, il contracte une ophthalmie purulente double, d'où résultent la perforation et la perte de l'œil gauche, et des lésions profondes de la cornée droite.

L'œil droit ne tarda pas à présenter des phénomènes d'irritation, et en 1867 le malade va à Berlin trouver de Graefe, qui, pour mettre fin à l'irido-choroïde sympathique de l'œil droit, lui pratiqua l'énucléation de l'œil gauche. En même temps, pour amener la cicatrisation de la cornée et empêcher la déformation staphylomateuse de cette membrane, profondément altérée dans sa texture, il pratique plusieurs fois la paracentèse de la chambre antérieure. A la suite de ce traitement l'inflammation cesse, la cornée s'éclaircit considérablement et le malade quitte Berlin au printemps 1870, pour retourner à Galatz. Il était satisfait du résultat de son voyage, puisqu'il pouvait lire et écrire, ce qu'il ne pouvait pas faire avant. Cependant l'œil droit ne jouit pas d'un calme bien long, et quelques mois après, il présentait de nouveaux signes d'irritation, qui se reproduisaient à des intervalles variés.

En 1874, au mois d'avril, dans un brusque mouvement en avant pour saisir un objet qu'il venait de laisser tomber. le malade se heurte violemment la tête contre le dossier d'une chaise. A la suite de ce choc qui porte, partie sur le rebord orbitaire, partie sur le globe oculaire, la vue se brouille. Il semble au malade qu'un voile épais s'étende devant son œil. La lecture est tout à fait impossible, les objets lui apparaissent comme à travers un brouillard.

Il se rend à Vienne et entre à l'Hôpital-Général. Là Arlt lui pratique, te 10 juin 1874, une iridectomie en haut. Cette opération n'ayant pas donné de résultat satisfaisant, il lui en pratique une deuxième en bas, le 8 octobre suivant.

A la suite de cette deuxième iridectomie, la vue revient un peu, et le malade peut de nouveau lire et écrire, quoique avec beaucoup de difficulté.

Il quitte Vienne au mois de mai 1875 et retourne à Galatz. La maladie semble stationnaire pendant un an, mais au mois de mai 1876 il survient une brusque aggravation, la vue baisse de plus en plus et finit par disparaître à peu près complètement.

Le malade quitte Galatz au mois d'août 1876, et revient de nouveau à Vienne réclamer les soins du professeur Arlt. Il suit pendant sept semaines un traitement qui consiste dans le repos au lit et dans l'application de compresses chaudes sur l'œil toutes les deux heures. Cette médication n'amenant aucun résultat, le malade se décide à venir à Paris, et il arrive à la clinique de M. de Wecker, le 28 octobre.

A cette date, l'œil droit présente un dépolissement très-marqué de la conjonctive, qui est comme tomenteuse. Le cul-de-sac conjonctival est beaucoup diminué, et presque détruit en bas.

La cornée est déformée et staphylomateuse. Cette déformation porte surtout sur la moitié supérieure et médiane. Cette membrane est en grande partie opacifiée. De larges plaques blanches, en partie vascularisées sur leurs bords, où les vaisseaux apparaissent sous forme d'arborisations, masquent la pupille, et empêchent de distinguer l'iris. Cependant il y a encore des points, très-restreints il est vrai, où la cornée à conservé sa transparence, et à travers lesquels on peut apercevoir, non sans difficulté, le fond de l'œil, on peut constater un large décollement de la rétine, qui masque près de la moitié inférieure de la papille.

Le malade compte difficilement les doigts à 0,40 cent.

Le champ visuel (V. pl. 7) a presque disparu. La vue est encore possible un peu en bas et à la hauteur du menton. Le malade est dans l'impossibilité absolue de se conduire. Livré à lui même il se heurte à tous les objets environnants, et n'avance qu'en tâtonnant.

Le même jour 28 octobre, on lui place un drain filiforme en bas et en dehors, dans la sclérotique, au niveau de l'équateur de l'œil. Les membranes oculaires sont prises dans une étendue de 1/2 cent. environ. La contre-ponction s'accompagne de l'issue d'une assez grande quantité de liquide. La torsion du fil est faite de telle sorte que l'anse métallique touche presque la conjonctive bulbaire. Cette disposition est rendue nécéssaire par le peu de profondeur du cul de-sac conjonctival.

Le 29 octobre, le malade n'a nullement souffert de la présence du drain. La conjonctive bulbaire est cependant un peu rouge et il se produit au niveau du fil un peu de sécrétion muco-purulente. Mais cette irritation est toute locale et ne donne lieu à aucune douleur, ni à aucune gêne. La vue s'est éclaircie d'une façon notable, le voile dont se plaignait le malade, et qui lui cachait les objets a diminué.

Le 10 novembre, l'amélioration va croissant, le malade peut aujourd'hui compter les doigts à 0,80 cent. et il voit les aiguilles à la montre.

Le 28, il n'y a pas d'irritation sur le globe oculaire. Les objets deviennent plus nets et plus distincts. Le malade peut se conduire. Il sort seul dans les rues de Paris, et fait de petites promenades ournalières.

Les progrès qui étaient si rapides les premiers jours qui ont suivi l'opération semblent être arrêtés. Le malade ne remarque pas, depuis le 8 décembre, de changement dans son état. Les choses semblent restées stationnaires.

Néanmoins le 6 janvier le malade compte aisément les doigts à 2 mètres, ce qui fait une grande différence dans l'acuité visuelle puisqu'avant le drainage il les comptait avec peine à 0,40 cent. De plus le champ visuel s'est en partie rétabli ; à peu près nul, avant l'opération, il existe au moins aujourd'hui. Ce qu'il y a de plus frappant c'est que le malade ne pouvait pas se conduire et qu'à présent il peut circuler, aller et venir. Aussi est-il très-satisfait du résultat, et il ne regretterait pas, alors même que les choses en resteraient là, d'avoir fait le voyage de Paris.

Dans ce cas complexe, où les autres moyens de traitements n'avaient produit aucun changement, le drainage a donné une amélioration notable.

Obs. V. — (Due à l'extrême obligeance du Dr Abadie). — Mlle Célestine Jamet, 28 ans, rue de Rivoli, 79, se présente à la clinique du Dr Abadie, le 8 décembre.

Elle se plaint de troubles considérables de la vue, surtout sur, O. Dr., dont elle a peine à se conduire. A première vue, les globes oculaires paraissent saillants, volumineux, et présentent tous les caractères des yeux atteints d'une myopie très-élevée. La malade déclare en effet, que de tout |temps elle a eu la vue |basse, mais néanmoins dans ces dernières années, sa myopie semble avoir fait des progrès considérables. Elle ne peut plus distinguer les petits objets qu'à la condition de les tenir très-près de l'œil, et les travaux d'aiguille sont devenus extrêmement fatigants, et ne peuvent être soutenus pendant longtemps.

Il y a six mois environ, elle remarqua du jour au lendemain, un changement notable dans la vision de l'œil Dr. Un nuage flottait au devant des objets, et la malade reconnut en fermant l'autre œil, que la vision était tellement mauvaise qu'il lui serait impossible de se conduire avec l'œil Dr. seulement. Elle alla consulter un spécialiste, qui, à plusieurs reprises, lui fit appliquer des ventouses Heurteloup à la tempe, et lui fit faire des frictions d'onguent mercuriel sur la région péri orbitaire de ce côté.

Le bénéfice obtenu par cette médication fut à peu près nul. La malade fatiguée d'un traitement qui ne semblait lui donner aucun soulagement, se décida à l'abandonner, et vint réclamer les soins du Dr Abadie, le 8 décembre.

A cette époque, l'œil Dr, examiné à l'ophthalmoscope, présente un décollement de la retine, occupant tout le segment inférieur du globe oculaire, mais ne remontant pas, jusqu'à la papille. Ce décollement semble comme divisé en plusieurs lobes par des plis transversaux, qui apparaissent à l'ophthalmoscope, sous forme de trainées blanchâtres brillantes, chatoyantes, sur lesquelles ondulent les vaisseaux retiniens en faisant des coudes très-brusques.

Le liquide sous-rétinien ne semble pas altéré, ainsi que la retine elle-même, au moins si l'on en juge par l'absence de cette teinte bleuâtre foncée, qn'on observe dans les décollements anciens, et qui dénote le plus souvent des altérations de la retine, et des altérations du liquide qui la soulève.

La papille est facile à apercevoir, car le corps vitré a conservé une transparence presque parfaite, et on peut constater tous les signes d'une atrophie choroïdienne diffuse, analogue à celle qu'on rencontre fréquemment dans ces degrés excessifs de myopie.

La malade, placée devant le tableau de Snellen, ne peut arriver à l'aide d'aucun verre correcteur, à distinguer la dernière ligne. Elle possède par conséquent une acuité inférieure à 1|10.

Sur l'œil G, l'acuité visuelle est de 1|5. On constate de ce côté également une atrophie choroïdienne diffuse.

Sur ODr., les limites du champ visuel sont difficiles à préciser, à cause de l'acuité visuelle qui est très-mauvaise, cependant il paraît supprimé dans presque toute la région supérieure à partir d'un plan horizontal passant à la hauteur de l'œil, et les mouvements de la main ne sont pas perçus. Il en est de même de la flamme de la lampe, dès qu'elle s'élève au-dessus de ce plan.

En présence de l'insuccès de la médication déjà faite, le Dʳ Abadie se décida à faire une tentative de drainage, dans l'espoir d'obtenir un recollement plus ou moins complet.

Dans cette opération, il se conforma aux règles posées par M. de Wecker, seulement au lieu de mettre deux fils fins, accolés l'un à l'autre, il se servit d'un fil unique, d'un diamètre assez fort, représentant la somme des fils moyens employés d'habitude.

M. Abadie croit devoir signaler dans cette opération la difficulté qu'il éprouva à faire la ponction et surtout la contre-ponction. La ponction est d'autant plus difficile à faire, qu'on s'éloigne du bord de la cornée et qu'on se rapproche du cul-de-sac conjonctival. Il est évident que dans cette position, la pointe de l'aiguille se dirige moins bien vers le globe oculaire, qu'elle va plus tangentiellement et qu'elle pénètre moins facilement. La contre-ponction est aussi également difficile, surtout quand on veut la faire près de l'orifice d'entrée, parcequ'alors il faut imprimer à l'aiguille un mouvement de bascule très-prononcé, et il serait préférable dans ces cas-là, d'avoir une aiguille d'une courbure très-forte.

Immédiatement après la ponction, le liquide sous-rétinien s'écoula en grande abondance, et produisit un chémosis volumineux, qui masqua presque complètement le fil, de telle sorte que si les drains n'avaient pas eu une longueur suffisante, il aurait été difficile de les retrouver et de les nouer. Mais M. Abadie avait eu la précaution de leur conserver une certaine longueur, et il put aisément les saisir et les tordre. Seulement M. Abadie, pour exécuter ce temps de l'opération, se sert d'un petit serre-nœuds de Denonvilliers, qu'il a fait construire pour cet usage.

Quoi qu'il en soit, les suites du drainage furent inoffensives on mit un bandeau compressif et la malade rentre chez elle.

Le surlendemain, 10 décembre, il y avait un changement considérable. Le chémosis avait complètement disparu, la malade accuse une amélioration sensible dans son état; le champ visuel, en effet, était manifestement agrandi, et les mouvcments de la main étaient perçus dans toute la partie supérieure où ils étaient invisibles avant l'opération.

A l'ophthalmoscope, le changement est encore plus remarquable. Il est impossible de constater le moindre soulèvement de la rétine; la teinte rosée de l'œil, dans la partie inférieure du champ pupillaire, était identique à celles des autres régions, et on pouvait distinguer très-nettement, par suite de l'atrophie choroïdienne diffuse, les vaisseaux choroïdiens au-dessous de la rétine, qui avait repris sa place.

Le malade vint tous les trois ou quatre jours à la clinique du Dr Abadie et son état, pendant trois semaines environ, se maintint dans des conditions satisfaisantes, mais à ce moment-là, elle s'aperçut que la vision commençait à baisser de nouveau.

A l'ophthalmoscope on reconnaît que la rétine s'est décollée de nouveau vers sa périphérie, dans le voisinage de la région ciliaire.

Le drain filiforme est toujours bien supporté, mais comme il avait été mis très en arrière dans la profondeur du cul-de-sac inférieur, il avait disparu, sous les plis de la conjonctive légèrement hypérémiée et il était devenu impossible de le surveiller; aussi M. Abadie se décide à l'enlever, 25 jours après l'opération.

Actuellement le décollement s'est en partie reproduit, sans atteindre ses dimensions premières. Le champ visuel s'est rétréci, et la malade ne distingue plus le mouvement de la main en haut, mais néanmoins elle persiste à dire que sa vue est considérablement améliorée, et à l'ophthalmoscope le soulèvement est moins étendu qu'avant l'opération.

Il est peut-être bon de faire remarquer que cette manière de faire la torsion, peut avoir l'inconvénient de tirailler les orifices d'entrée et de sortie du fil, de serrer trop fortement le pont sclérotical et même d'en amener la section, ce qui n'arrive pas, quand à l'exemple de M. de Wecker, on maintient les fils entrecroisés au moyen d'une pince à ressort.

CONCLUSIONS.

Le premier fait qui ressort des cas observés, c'est
la possibilité du drainage oculaire. Il est intéressant de savoir que l'œil peut supporter impunément
un corps étranger, introduit à travers ses membranes. La tolérance dont cet organe fait preuve à
l'égard du drain filiforme, permettra peut-être de
songer à des modes de traitement, qu'on n'aurait
jamais tentés auparavant, dans la crainte de voir
survenir une inflammation et une suppuration éli-
minatrices.

Au point de vue de la physiologie oculaire, le
drainage nous rend très-bien compte de l'action de
l'iridectomie. L'un et l'autre, ils agissent d'une façon
identique, en amenant la filtration des liquides
intra-oculaires. Ce fait est désormais hors de doute,
et alors même que le drainage n'aurait fait que
donner cette démonstration physiologique, son étude
ne serait pas dépourvue d'intérêt. Mais il a permis
aussi, d'envisager la pathogénie du glaucome à un
autre point de vue, et de rapporter, dans bon nombre de cas, la production de cette maladie, aux obstacles qui s'opposent à la filtration normale des
liquides de l'œil.

A côté de ces données physiologiques, le drainage nous fournit un moyen thérapeutique, qui

n'est pas sans valeur. On peut dire que les maladies hydrophthalmiques ont trouvé en lui un mode puissant de traitement. Le glaucome, qui parfois résiste à l'iridectomie se trouve heureusement modifié par le drainage, son emploi pourra surtout être utile dans les cas de glaucome absolu, de glaucome hémorrhagique, et dans les cas où l'iridectomie aura donné lieu à un résultat insuffisant.

Là ne se borne pas l'action thérapeutique du drainage, car il paraît agir favorablement sur le décollement de la rétine. Plusieurs cas observés avaient été soignés par les anciens traitements, et cela sans aucun résultat. Le drainage a presque toujours modifié la maladie, et parfois il a produit rapidement une amélioration sensible. Mais le drainage de l'œil ne date pas d'assez loin pour que l'on sache ce que deviennent postérieurement les yeux traités de la sorte. Aussi, ne faut-il pas anticiper sur les faits, et laissons à l'avenir le soin de nous renseigner à cet égard.

Quoi qu'il en soit, la voie est ouverte, et il est permis d'espérer que le drainage introduira des modifications heureuses dans la thérapeutique oculaire.

INDEX BIBLIOGRAPHIQUE

CHASSAIGNAC.—Traité pratique de la suppuration et du drainage. Paris, 1859.

CUSCO.—In Ann. Ocul., t. XLVII.

SICHEL fils. — La séreuse intra-oculaire et nature du glaucome, in Ann. ocul., t. LXVI.

WEGNER. — Recherches expérimentales sur le glaucome (in Archiv für Ophthalm., t. XII).

ADAMUCK. — Etiologie du glaucome (in Centralblatt f. d. medicinis Wissensch, 1866, et in Ann. ocul., 1867).

V. HIPPEL et GRUNHAGEN. — De l'influence des nerfs sur le degré d'élévation de la pression intra-oculaire (in Klinische monatsblätter für Augenheilkunde, 1869, et in Ann. ocul., t. LXI).

V. HIPPEL et GRUNHAGEN. — Des nerfs de sécrétion de l'œil (in Ann. ocul., t. LXIII).

ADAMUCK. — De l'action de l'atropine sur la pression intra-oculaire (in Ann. ocul., t. LXIII).

WECKER et ED. JŒGER. — Traité des maladies du fond de l'œil (Paris et Vienne, 1850, p. 50).

MAX SCHULTZE. — Sitzungsberichte des Niederrheinischen Gesellschaft zu Bonn, 1870, p. 66.

MAX KNIES. — Les courants de liquide dans l'œil vivant (in Archiv für Ophthalm., t. XXII, 3. p. 199).

TH. LEBER. — In Archiv für Ophthalm., 1873.

HERM. PAGENSTECHER. — In Archiv für Ophthalm., t. XXII, 2, p. 271.

ALEX. QUAGLINO (de Milan). — Si l'iridectomia sia indespensabile per obtenere la guarizione de glaucoma (in Annali ottalmologia, 1871).

WECKER. — Traité théorique et pratique des maladies des yeux, 2ᵉ édition, Paris, 1868.

HANCOCK. — In Ophthalmic Hospital Reports, V. 3, p. 13, et in The Lancet, 25 febr., 1860.

WECKER et ED. JŒGER. — Traité des maladies du fond de l'œil. Paris et Vienne, 1870, p. 151.

SICHEL. — Iconographie ophthalmologique (Paris, 1859, et in Clinique européenne, 1859).

PONCET. — Des décollements spontanés de la rétine (in Gaz. hebd., 1873, n° 44).

Paris. A. PARENT, imprimeur de la Faculté de Médecine. rue Mʳ-le-Prince, 31.

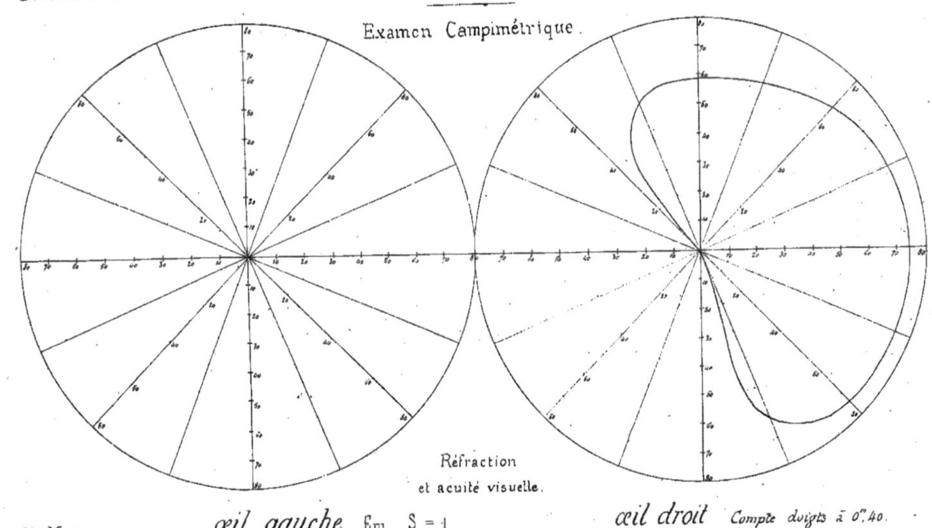

Décollement de la rétine.
CLINIQUE DU Dᴿ DE WECKER
Pl. 1.
Examen Campimétrique.
Réfraction
et acuité visuelle.
œil gauche Em S = 1
œil droit Compte doigts à 0ᵐ.40.
M. Moulin
opéré le 26 Août 1876
pris avant opération.

Examen Campimétrique

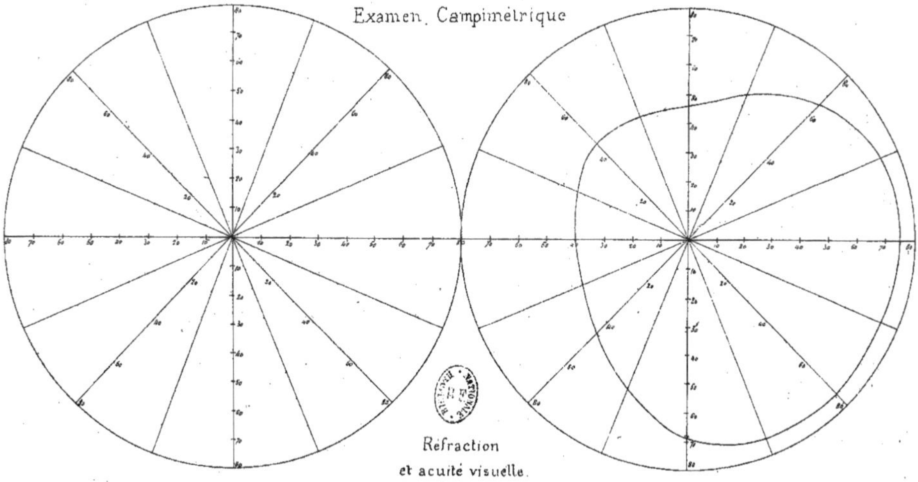

Refraction
et acuité visuelle.

M. Moulin
2 Sept. 1876.

œil gauche......

œil droit Em. $S = \frac{1}{10}$.

Examen Campimétrique

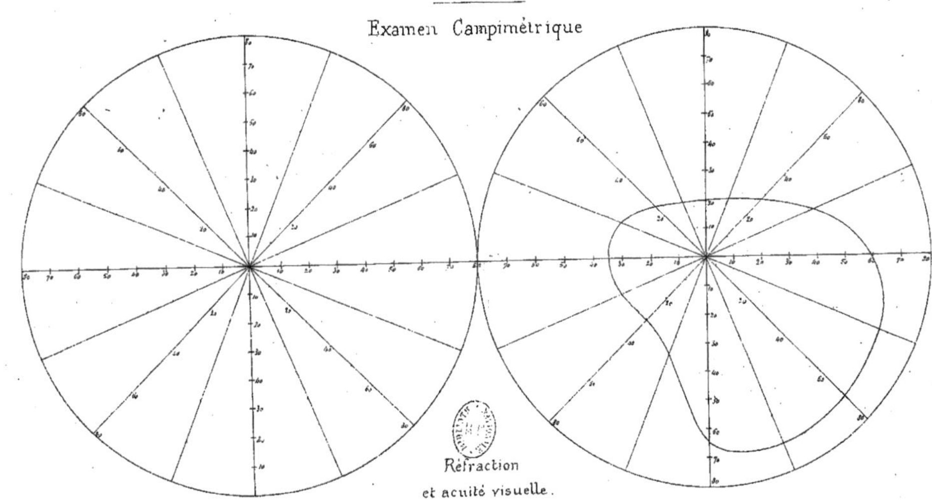

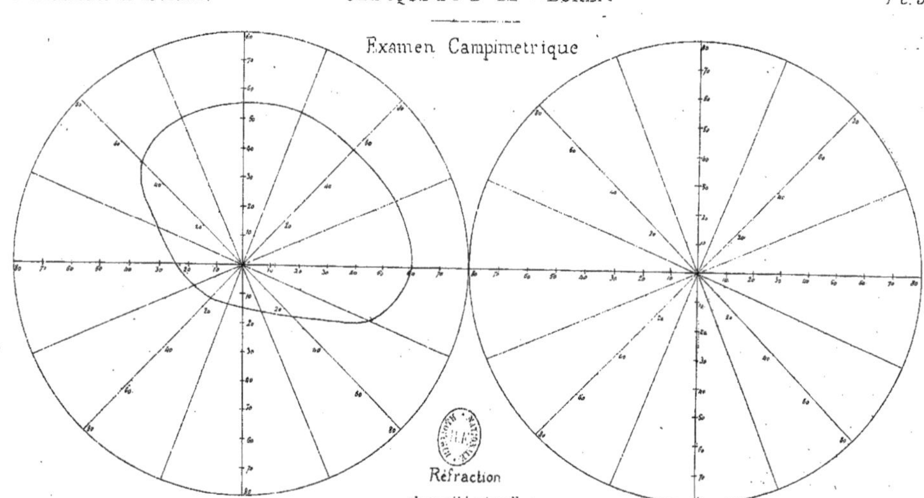
Examen Campimetrique
Réfraction
et acuité visuelle.
M. Beltrani
16 Nov. 1876
œil gauche M. 12 S = ⅕ diff.^t
œil droit.....

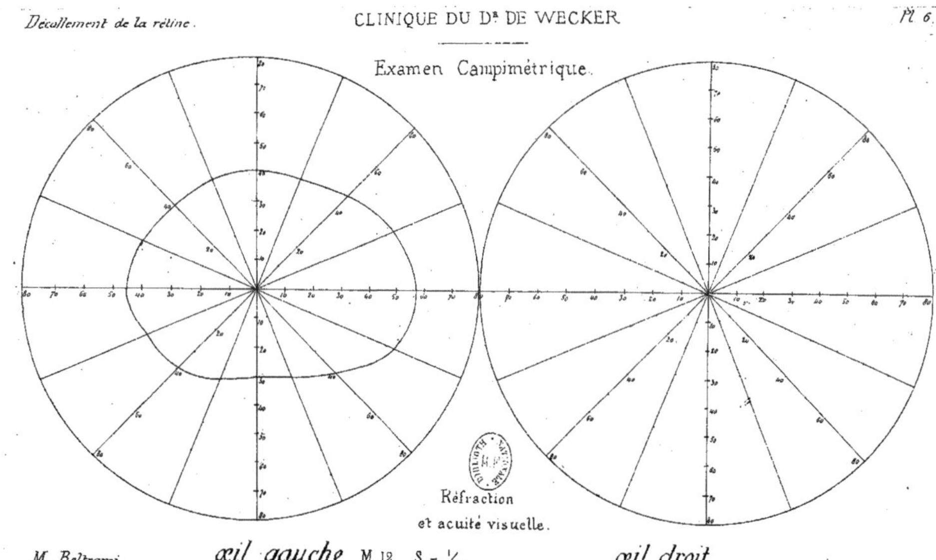
Examen Campimétrique.
Réfraction
et acuité visuelle.
œil gauche M. 12 S = 1/10
œil droit......
M. Beltrami.
6 Déc. 1876.

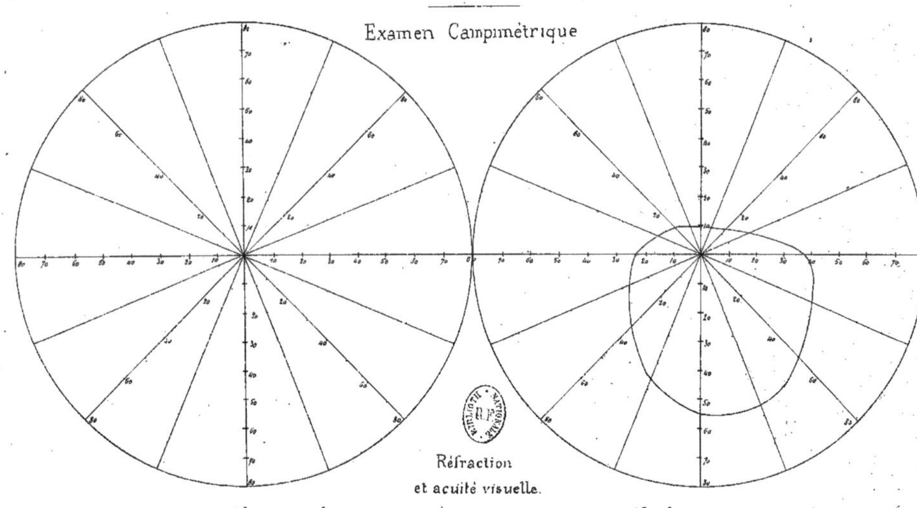
Décollement de la rétine.
Examen Campimétrique
Réfraction
et acuité visuelle.
œil gauche
œil droit.... Compte doigts à 2 mètres.
M. Teasdeale
2 Janv. 1876.

www.ingramcontent.com/pod-product-compliance
Ingram Content Group UK Ltd.
Pitfield, Milton Keynes, MK11 3LW, UK
UKHW020921120726
13693UKWH00003B/1098